Nadine Weiland

Open your heart

MIX
Papier | Fördert gute Waldnutzung
FSC® C106954
FSC www.fsc.org

Druckprodukt mit finanziellem
Klimabeitrag
ClimatePartner.com/23517-2603-1001

1. Auflage 2026
Verlag Komplett-Media GmbH
Corneliusstr. 28
80469 München
+49 (89) 69989435-0
info@komplett-media.com
www.komplett-media.com
ISBN: 978-3-8312-0655-1
Auch als E-Book erhältlich

Lektorat: Silke Panten, Berlin
Korrektorat: Elisa Garrett, Mitwitz
Umschlaggestaltung: Heike Kmiotek, www.kmiio.com
Layout und Illustrationen: Heike Kmiotek, www.kmiio.com
Satz: Daniel Förster
Druck & Bindung: MultiPrint Ltd., 10A Slavyanska str., 2230 Kostinbrod, Bulgaria
Gedruckt in der EU

Nadine Weiland

Open your heart

Wie du mit einem offenen Herzen Selbstvertrauen, innere Stärke und Lebensfreude gewinnst

KOMPLETTMEDIA

Inhalt

Vorwort

Unser Körper ist ein anatomisches Wunderwerk. Und er ist so viel mehr als »nur« das. Mich fasziniert seit Jahren die Verbindung zwischen Körper und Geist. Wie Gefühle sich im Körper zeigen und wie eng unser Empfinden mit körperlichen Reaktionen verbunden ist, ist für mich eines der spannendsten und zugleich berührendsten Phänomene unseres Menschseins.

Dieses Buch ist mein Versuch, den Raum rund um Herz und Brustkorb aus einer neuen Perspektive zu betrachten – körperlich und emotional zugleich –, und dich einzuladen, wieder genauer hineinzuspüren.

Vielleicht findest du dich in manchen Gedanken wieder. Andere mögen dich überraschen. Manchmal ist es einfach ein Impuls, wieder etwas näher bei dir anzukommen.

Alles Liebe

Deine Nadine

Wie du dieses Buch nutzt

Open your heart ist mehr als nur ein Buch voller Informationen. Es ist ein Buch zum Lernen, Wachsen und Mitmachen. Neben wertvollen Informationen findest du hier auch praktische Übungen zum Reflektieren. Für die Reflexionsübungen benötigst du etwas zum Schreiben sowie einen ruhigen Ort, an dem du ungestört bist.

- Die Entspannungsübungen kannst du entweder im Sitzen – etwa auf einem Stuhl oder deinem Sofa – oder auch im Liegen machen. Wenn du eine Matte hast, kannst du die Übungen natürlich auch auf der Matte durchführen.
- Es gibt ein paar Übungen, für die du eine Faszienrolle oder einen Yogagurt benötigst. Solltest du diese Hilfsmittel nicht haben, kannst du sie entweder durch eine Decke oder ein Handtuch ersetzen oder die entsprechenden Übungen einfach auslassen. Sie sind lediglich als Inspiration gedacht.
- Meine Übungen richten sich an sportgesunde Menschen und ersetzen nicht den Besuch in einer Arztpraxis oder einer Therapie. Solltest du Beschwerden haben oder unsicher sein, halte bitte vor Beginn der Übungen Rücksprache mit deinem Arzt oder deiner Therapeutin. Das gilt auch für die Atemübungen. Eine Haftung kann nicht übernommen werden.
- Am Ende jedes Kapitels findest du die sogenannten Heart Facts. Mithilfe dieser Fakten habe ich die zehn wichtigsten Punkte des Kapitels noch einmal stichpunktartig zusammengefasst. Solltest du also zu einem späteren Zeitpunkt noch einmal auf der Suche

nach einer Information sein, kannst du einfach zurückblättern und schauen, ob du sie in den Heart Facts findest.

- An einigen Stellen findest du ein farblich markiertes Feld mit der Überschrift *Good to know*: Dieses Feld bietet zusätzliche Hintergrundinformationen, die für den Verlauf des Buches lediglich ergänzend und für den einen oder die andere bestimmt spannend sind.

Dieses Buch vermittelt grundlegende Informationen zur Anatomie des Herzens und des Brustraums. Es erhebt keinen Anspruch auf Vollständigkeit, ist kein anatomisches Nachschlagewerk und dient im anatomischen Bereich lediglich dazu, ein Basisverständnis zu schaffen.

An einigen Stellen wird auf mein Buch *Hips don't lie* verwiesen. Dieses Buch ist keine Voraussetzung, um mit den Inhalten von *Open your heart* zu arbeiten. Alle Übungen und Impulse sind auch ohne Vorkenntnisse verständlich und umsetzbar. Beide Bücher ergänzen sich thematisch. Wenn du *Hips don't lie* bereits kennst, kann es dein Verständnis an einzelnen Stellen vertiefen. Wenn nicht, kannst du dieses Buch unabhängig davon lesen und nutzen.

Um die Lesbarkeit des Textes zu gewährleisten, habe ich mich für einen klaren und zugänglichen Schreibstil entschieden. Bei der Wahl der Formulierungen war es mir wichtig, geschlechtergerechte Sprache zu berücksichtigen. In diesem Buch werden daher Begriffe in der weiblichen oder männlichen Form verwendet, was jedoch Menschen aller Geschlechter einschließt – auch jene, die sich keinem bestimmten Geschlecht zugehörig fühlen. Mir ist bewusst, dass Sprache eine wichtige Rolle bei der Inklusion spielt, und ich schätze die Vielfalt meiner Leserinnen und Leser. Sollte ich in einzelnen Formulierungen nicht allen persönlichen Präferenzen gerecht werden, bitte ich um Verständnis. Mein Anliegen ist es, die Inhalte für möglichst viele Menschen zugänglich zu machen und dabei einen respektvollen Umgang mit der Vielfalt der Geschlechteridentitäten zu bewahren.

WHEN YOU LIVE

with an open heart, unexpected, joyful things happen.[1]

OPRAH WINFREY
TV-MODERATORIN UND UNTERNEHMERIN

From heart to heart

Ich weiß nicht, ob du mein erstes Buch *Hips don't lie* gelesen hast. Aber ich möchte dir gleich zu Beginn etwas erzählen, so ganz unter uns. Ich hatte anfangs große Angst, überhaupt ein Buch zu schreiben. Denn das bedeutet, sich zu öffnen und sich zu zeigen. Es bedeutet, ein Stück weit Teile seines Inneren nach außen zu kehren. Und es bedeutet auch, dass Menschen dich und deine Arbeit bewerten können. Natürlich können Menschen immer urteilen, aber eine öffentliche Bewertung fühlt sich anders an. Vielleicht, weil die ganze Welt es mitbekommt.

Ich wusste, dass sich mir die Möglichkeit, ein Buch zu schreiben, so schnell nicht noch einmal bieten würde, sodass für mich klar war, dass ich den Mut aufbringen wollte, dieses Projekt umzusetzen. Nach der Veröffentlichung war da vor allem Dankbarkeit und ein ungewohntes Gefühl darüber, dass das Buch seinen Weg zu anderen Menschen gefunden hatte und nun plötzlich in vielen Buchhandlungen zu sehen war.

Als mich der Verlag nur wenige Monate nach Veröffentlichung von *Hips don't lie* fragte, ob ich ein zweites Buch schreiben möchte, war ich zuerst völlig überrascht. Anscheinend konnte ich mit meinem Buch einige Menschen erreichen, ja, sogar berühren und zurück in die Bewegung bringen. Natürlich habe ich auch einige persönliche Rückmeldungen von Leserinnen erhalten, die mir schrieben, dass sie für die Tipps in meinem Buch sehr dankbar sind und manche Zusammenhänge nun viel besser verstehen. Einige berichteten mir auch, dass sie durch die Umsetzung der Übungen in kurzer Zeit schmerzfrei wurden. Solche Geschichten bewegen mich sehr, denn ich hatte ja nie geplant, Autorin zu werden, und noch weniger hatte ich erwartet, dass Menschen mein Buch mögen würden und es ihnen auch eine tatsächliche Hilfe sein kann.

Bei der Titelauswahl für dieses zweite Buch war *Open your heart* der Titel, der mich am meisten berührt hat. Denn er erinnert mich an genau das, was ich selbst immer wieder übe und auch mit dem Schreiben meines ersten Buches geübt habe: mein Herz zu öffnen, offen zu sein für das, was das Leben mir anbietet, und offen zu vertrauen.

Open your heart ist für mich mehr als ein Titel. Es ist eine Haltung, zu der ich immer wieder zurückkomme. Nicht nur auf der Yogamatte, sondern auch mitten im Alltag und in Begegnungen. Und immer dann, wenn äußere Stabilität nicht automatisch innere Verbindung bedeutet.

Offenheit fühlt sich nicht immer leicht an, weil sie so viel Mut erfordert, aber sie bringt mich jedes Mal ein Stück näher zu mir selbst. Und vielleicht ist sie genau deshalb eine der schönsten und stärksten Formen von Mut.

Ich bin ein großer Fan von Brené Brown, einer amerikanischen Sozialwissenschaftlerin und Autorin. Sie forscht zu Themen wie Scham, Mut, Empathie und vor allem zu Verletzlichkeit. Brené beschreibt sinngemäß, dass Menschen mit einem offenen Herzen diejenigen sind, die sich zeigen. Nicht, weil sie keine Angst haben, sondern obwohl die Angst da ist. In dieser Sichtweise konnte ich mich wiederfinden. Sie erklärt genau, warum es so mutig ist, ein Buch zu schreiben. Nicht wegen der Inhalte, sondern wegen der Offenheit, die damit einhergeht.

Brené Brown spricht in ihrem Buch *The Gifts of Imperfection* von dem, was sie »Wholehearted Living« nennt, ein Leben mit vollem Herzen. Damit meint sie ein Leben, das nicht vom Streben nach Perfektion bestimmt ist, sondern vom Mut, echt zu sein. Es geht darum, sich selbst als »genug« zu empfinden, mit all den Ecken, Kanten und Unsicherheiten, die dazugehören. Mit vollem Herzen zu leben bedeutet, sich nicht länger zu verstecken, weder hinter Erwartungen noch hinter Kontrolle oder dem Wunsch, alles richtig zu machen. Es heißt, das Herz offen zu halten, auch für die Momente, die wehtun.

Denn Offenheit ist kein Risiko. Sie ist der Weg zu Verbindung. Für mich ist das die Essenz eines offenen Herzens: zu spüren, dass Verletzlichkeit keine Schwäche ist, sondern der Mut, sich selbst treu zu bleiben, mit allem, was man ist.

> Vulnerability is the birthplace of love, belonging, joy, courage, empathy, and creativity …[2]
>
> **BRENÉ BROWN**
> SOZIALWISSENSCHAFTLERIN UND AUTORIN

Auf Deutsch bedeutet das: Verletzlichkeit ist der Ursprung von Liebe, Zugehörigkeit, Freude, Mut, Empathie und Kreativität. Vielleicht ist das genau das, was wir alle üben dürfen: immer wieder mitten im echten Leben, mit offenem Herzen zu lieben, zu vertrauen, zu fühlen und mutig zu bleiben. Nicht, um etwas zu erreichen, sondern um uns selbst näherzukommen.

Offen zu sein bedeutet aber nicht, dass alles und jeder Zugang bekommt. Es bedeutet, das Herz offen zu halten, auch dann, wenn man Grenzen setzt.

Offenheit ist kein Zustand, sondern eine tägliche Entscheidung. Dieses Buch setzt genau dort an und lädt dazu ein, Herz und Körper wieder in Verbindung zu bringen über Wissen, Übungen und eigenes Erleben. In diesem einleitenden Kapitel verschaffen wir uns einen Überblick darüber, warum das Herz mehr als ein Organ ist, werfen einen Blick auf die Embodiment-Theorie und beleuchten, warum ein offenes Herz so wichtig ist. In den darauffolgenden Kapiteln tauchen wir dann Schritt für Schritt tiefer ein und widmen uns dem Herzen und seiner Verbindung zum Körper deutlich detaillierter.

Das Herz – mehr als ein Organ

Das Herz ist ein beeindruckender Muskel und wirkt fast wie ein Wunder. Es schlägt rund 100 000-mal am Tag, versorgt jede Zelle mit Blut und reagiert dabei auf alles, was in uns geschieht. Dabei arbeitet es nie isoliert, sondern in enger Verbindung mit der Atmung, dem Gehirn und unserem Nervensystem. Im Gewebe unseres Herzens befinden sich etwa 40 000 Nervenzellen. Dieses eigenständige neuronale Netzwerk wird in der Forschung oft als »Herzgehirn« bezeichnet. Es steht über den Vagusnerv in engem Austausch mit dem Gehirn und kann Einfluss auf unsere Wahrnehmung, unsere Emotionen und unsere Entscheidungen nehmen.[3]

Je tiefer man in die Forschung eintaucht, desto faszinierender wird dieses Zusammenspiel. Das Herz sendet kontinuierlich Signale an das Gehirn, die unter anderem Hirnregionen wie die Insula, also die Inselrinde, erreichen. Diese ist an Prozessen wie Wahrnehmung, Gedächtnis und Entscheidungsfindung beteiligt.[4] Die Fähigkeit des Herzens, Informationen nicht nur zu empfangen, sondern im Zusammenspiel mit dem Nervensystem auch zu verarbeiten, wird oft als »Herzintelligenz« bezeichnet.

Wenn der Herzrhythmus ruhig und harmonisch ist, fällt es uns leichter, klar zu denken. Gerät er aus dem Takt, spüren wir das oft unmittelbar in unserer Konzentration, in unserer Stimmung oder als innere Unruhe.[5] An dieser Stelle wird deutlich, dass das Herz durch seinen Einfluss auf unser Wohlbefinden weit mehr ist als reine Biologie.

Auf der körperlichen Ebene lässt sich das Zusammenspiel von Herz, Atem und Nervensystem gut beobachten. Unsere Atmung und unser Herzschlag sind eng miteinander verbunden. Wenn wir einatmen, beschleunigt sich der Puls leicht, mit der Ausatmung beruhigt er sich wieder. Diese natürliche Schwankung der Herzfrequenz wird als respiratorische Sinusarrhythmie bezeichnet und gilt als Zeichen für die Gesundheit des vegetativen Nervensystems. Deshalb kann eine bewusste, ruhige Atmung den Herzrhythmus harmonisieren, während eine flache Atmung innere Unruhe verstärken kann.[6]

Wenn unsere Atmung, unser Herzrhythmus und unser Nervensystem in einem harmonischen Wechsel stehen, entsteht das, was Forschende als Herzkohärenz bezeichnen. In diesem Zustand arbeiten Körper, Herz und Geist im Einklang. Herzkohärenz entsteht dabei oft ganz natürlich, etwa in Momenten von Dankbarkeit, Liebe oder innerer Ruhe.

Unser Herz besitzt außerdem die Fähigkeit, flexibel auf innere und äußere Einflüsse zu reagieren.[7] Diese Anpassungsfähigkeit wird als Herzfrequenzvariabilität, kurz HFV, bezeichnet. Auf die Begriffe Herzkohärenz und Herzfrequenzvariabilität gehe ich im Kapitel »Heart-Check – Anatomie und Funktion« (→ Seite 29) etwas genauer ein.

Auch kulturell und symbolisch spielt das Herz seit jeher eine zentrale Rolle. Wir malen Herzen, wenn wir verliebt sind, schicken sie als Emojis und legen ganz automatisch die Hand auf die Brust, wenn uns etwas berührt oder wir Erleichterung spüren. In vielen Kulturen steht das Herz für Liebe, Mut und Lebendigkeit. Manche nennen es den Sitz der Seele, andere sprechen von der Herzintelligenz als ein Bild für unsere Intuition.

Am Ende zeigt sich, dass das Herz mehr ist als ein Organ. Es empfängt, antwortet und übersetzt zwischen unserem Körper, unseren Gefühlen und unserem Bewusstsein, und es erinnert uns daran, dass alles miteinander verbunden ist. Diese Verbindung zwischen unserem Herzen und unserem Körper wird auch durch unsere Sprache deutlich. Wir bezeichnen liebevolle und gütige Menschen als Menschen mit einem großen Herzen, sprechen von einem schweren Herzen, wenn uns etwas belastet oder traurig macht, und empfehlen unseren Liebsten, auf ihr Herz zu hören, wenn es um wichtige Entscheidungen geht. Vielleicht erklärt das, warum uns dieses bekannte Zitat so berührt:

> Man sieht nur mit dem Herzen gut.
> Das Wesentliche ist für die Augen unsichtbar.[8]

ANTOINE DE SAINT-EXUPÉRY
AUTOR VON *DER KLEINE PRINZ*

Dieser Satz erinnert uns daran, dass es beim Herzen nicht nur um Zahlen, Frequenzen und Kurven geht, sondern um unsere Wahrnehmung und innere Intuition.

Das Herz ist nicht nur ein Organ, sondern ein Sinnesorgan. Vielleicht sogar das feinste, das wir besitzen. Es spricht eine Sprache, die wir verstehen können, wenn wir beginnen, wieder hinzuhören, und es gibt uns klare Hinweise auf dieses Zusammenspiel zwischen unseren Gefühlen und unserem Körper.

GOOD to know

Sicher hast du schon gehört, dass Lachen gesund ist, und tatsächlich stimmt das. Wenn wir lachen, entspannen sich die Herzwände und die Blutgefäße weiten sich. Das Herz kann freier schlagen, der Kreislauf wird besser durchblutet. Während Angst und Stress die Gefäße verengen, öffnet Lachen den Raum, auch im übertragenen Sinn. Beim herzhaften Lachen atmen wir außerdem etwa dreimal so viel Sauerstoff ein wie im normalen Zustand. Das belebt nicht nur das Herz-Kreislauf-System, sondern auch unseren Stoffwechsel. Über hundert Muskeln im Körper werden dabei aktiv, von den Gesichtsmuskeln bis tief in den Bauch. Lachen verbindet, entspannt und stärkt. Es wirkt wie ein kleiner Reset-Knopf für Herz und Seele.[9]

Embodiment – wenn der Körper mitfühlt

Genau hier setzt der Begriff Embodiment an. Er beschreibt, dass Körper und Geist keine getrennten Systeme sind, sondern dass sie sich gegenseitig formen und beeinflussen. Hast du schon einmal bemerkt, dass sich deine Stimmung verändert, sobald du dich aufrichtest? Oder dass alles schwerer wirkt, wenn du zusammensinkst? Der Körper reagiert nicht nur auf Emotionen, er gestaltet auch mit, wie wir uns fühlen. Unsere Körperhaltung, unser Atem, unsere Muskelspannung, selbst unser Blick beeinflussen unser inneres Erleben. Das Herz steht dabei im Zentrum dieses Zusammenspiels. Wenn wir traurig sind, senkt sich der Brustkorb und der Körper zieht sich zurück, während wir uns aufrichten und den Brustkorb weiten, wenn wir glücklich sind oder uns freuen.

Die moderne Embodiment-Forschung bestätigt, dass Emotionen nicht nur im Kopf entstehen, sondern ein Zusammenspiel des gesamten Organismus sind.

- So beschreibt der Neurowissenschaftler Antonio Damasio in seiner Somatic Marker Hypothesis, dass emotionale Erfahrungen nicht nur im Denken gespeichert werden, sondern sich im Körper »verkörpern«. Diese sogenannten somatischen Marker sind körperliche Reaktionen wie ein veränderter Herzschlag, ein Ziehen im Bauch oder ein Gefühl von Enge oder Weite im Brustraum, die unbewusst mit bestimmten Situationen oder Erfahrungen verknüpft sind. Begegnen wir später einer ähnlichen Situation, werden diese körperlichen Signale automatisch aktiviert und geben unserem Nervensystem eine schnelle Orientierung. Damasio beschreibt diese Reaktionen als eine Form innerer Wegweiser, die Entscheidungsprozesse unterstützen, noch bevor wir bewusst darüber nachdenken. Was wir im Alltag oft als Bauchgefühl bezeichnen, ist aus dieser Perspektive das Zusammenspiel verschiedener körperlicher Signale.[10] Übertragen auf die Embodiment-Theorie wird deutlich, dass auch das Herz Teil dieses inneren Orientierungssystems ist. Wenn wir lernen, diese feinen Signale wahrzunehmen und ihnen Raum zu geben, öffnen wir nicht nur unseren Körper, sondern auch den Zugang zu einer tieferen Form von Selbstwahrnehmung.

Auch die deutsche Forscherin Sabine C. Koch von der Alanus-Hochschule hat in zahlreichen Studien gezeigt, dass Bewegung, Haltung und Ausdruck unsere Gefühle direkt beeinflussen.[11] Ihre Arbeiten belegen, dass Menschen, die aufrecht stehen, tiefer atmen und mehr Zuversicht empfinden, während eine zusammengesunkene Haltung eher mit Rückzug und Schutz verbunden ist. Bewegung formt Emotion, und Emotion formt Bewegung. Wenn wir also den Brustkorb weiten, die Schultern öffnen oder den Atem vertiefen, senden wir dem Nervensystem die Botschaft: Ich bin sicher. Und Sicherheit erlaubt dem Herzen, weich zu werden.

Der Traumatherapeut Peter A. Levine, Begründer des Somatic Experiencing, beschreibt, dass der Körper Erinnerungen in Form von gespeicherter Energie festhalten kann, vor allem nach Momenten von Angst, Schock oder Stress.[12] Oft zeigt sich das im Brustraum, im Zwerchfell oder in einem Atem, der flacher wird. Aber auch die Muskulatur kann diese Spannungen halten, vor allem in Bereichen, die uns Stabilität oder Haltung geben, wie Becken, Hüften oder der Brustkorb. Dann spannt der Körper sich an, um uns zu beschützen, und behält diese Spannung manchmal länger, als es nötig wäre. Durch achtsame Bewegung, bewusste Atmung und sanftes Spüren kann sich diese gebundene Energie langsam lösen. Nicht auf einmal, nicht mit Druck, sondern in einem Tempo, das sich sicher anfühlt.

Der Körper reagiert also auf unsere Gefühle und unsere Gefühle beeinflussen unseren Körper. Gerade im Yoga wird das besonders deutlich, wenn wir Übungen machen, die die Muskulatur im Hüft- und Beckenbereich lösen, oder Haltungen, die den Brustraum öffnen.

Plötzlich tauchen Gefühle wie Wärme, Dankbarkeit und manchmal auch Traurigkeit auf. Der Körper erinnert sich und lässt sowohl auf körperlicher als auch auf emotionaler Ebene los. Und das Herz antwortet. Es reagiert auf Bewegung, Atem, Gedanken und Berührung. Es spürt, wenn du innehältst, wenn du loslässt und wenn du dich wieder öffnest.

GOOD to know

Musik wirkt nicht nur auf unsere Stimmung, sondern auch ganz direkt auf das Herz. Hören wir schnelle, rhythmische Musik, zieht unser Herzschlag oft automatisch mit an und die Herz-Kreislauf-Aktivität steigt. Bei ruhiger, sanfter Musik passiert das Gegenteil: Der Puls sinkt, die Gefäße entspannen sich und der ganze Körper kommt leichter zur Ruhe. Sanfte Musik kann langfristig dabei helfen, den Blutdruck zu senken, die Herzfrequenz zu beruhigen und sogar das Risiko für Herz-Kreislauf-Erkrankungen zu reduzieren. Und auch im Moment wirkt sie: Ruhige Klänge unterstützen den sofortigen Stressabbau und helfen dem Körper, schneller in einen Zustand der Entspannung zu finden.[13]

Der Raum des Herzens

Wenn wir über das Herz sprechen, meinen wir deshalb selten nur das Organ. Wir sprechen über einen inneren Raum, in dem sich Gefühle, Wahrnehmung und Bewusstsein begegnen. In ganzheitlichen Traditionen wird dieser Raum seit jeher beschrieben. Im Yoga wird dieser Bereich dem Anahata-Chakra zugeordnet, dem vierten Energiezentrum, das auch oft als Brücke zwischen Körper und Geist gilt. Im Kapitel »Energy, Baby!« (→ Seite 71) tauchen wir tiefer in die Energie des Herzchakras ein.

Auch in der Traditionellen Chinesischen Medizin (TCM) spielt dieser Bereich eine zentrale Rolle. Dort gilt das Herz als Zuhause des Shen, des klaren, wachen Geistes. Ist dieser in Balance, erleben wir innere Ruhe, Klarheit und Mitgefühl. Gerät er aus dem Gleichgewicht, können Unruhe, Schlafstörungen oder emotionale Erschöpfung entstehen. Das Herz wird auch hier nicht nur als Organ verstanden, sondern als Träger von Bewusstsein und Lebenskraft. Vor diesem Hintergrund wird verständlich, warum viele Menschen Gefühle wie Trauer, Schutzbedürfnis oder den Wunsch nach Nähe ganz konkret im Brustraum wahrnehmen.

Auch aus wissenschaftlicher Sicht zeigt sich, dass das, was wir im Herzraum empfinden, den Körper unmittelbar beeinflusst. Positive Gefühle wie Dankbarkeit oder Mitgefühl wirken messbar auf Herzrhythmus, Nervenaktivität und Atmung.[14] Das Nervensystem reagiert darauf mit größerer Stabilität, der Körper mit tieferer Erholung. So entsteht ein Kreislauf, der zeigt: Wenn wir das Herz stärken, stabilisieren wir nicht nur unsere Emotionen, sondern auch unsere körperliche Gesundheit.

Das Herz ist mehr als ein Muskel, der Blut pumpt. Es ist ein Raum der Verbindung zwischen Körper und Bewusstsein, Denken und Fühlen. Es schlägt in uns, und es wirkt über uns hinaus.

Ein offenes Herz

Ein offenes Herz verändert alles. Es beeinflusst, wie wir atmen, sprechen, zuhören und lieben. Es macht uns weicher und gleichzeitig stärker, weil wir lernen, uns dem Leben hinzugeben, statt alles kontrollieren zu wollen. Mit offenem Herzen nehmen wir das Leben intensiver wahr. Wir spüren mehr, auch Schmerz, aber eben auch Freude, Mitgefühl und echte Verbindung. Wir reagieren authentischer, kommunizieren ehrlicher und wählen bewusster, was uns guttut.

Auf körperlicher Ebene sorgt ein offenes Herz für einen tieferen Atem, eine entspanntere Muskulatur und dafür, dass der ganze Körper weicher wird. Emotional wächst Vertrauen in uns selbst und in andere. Auf energetischer Ebene öffnet sich der Raum, in dem Liebe, Kreativität und Lebenskraft freier fließen können. Ein offenes Herz ist kein Zustand, den man einmal erreicht und dann für immer behält. Es ist eine tägliche Entscheidung, präsent zu bleiben, selbst wenn das Leben manchmal ordentlich ruckelt.

Ein offenes Herz bedeutet nicht, dass wir als leuchtende Zenwesen durchs Leben schweben. Es heißt eher, dass wir auch mit Augenringen, vollen Terminkalendern und kleinen Zweifelmomenten ansprechbar bleiben für uns selbst und für andere. Offen zu bleiben bedeutet nicht, alles und jeden hereinzulassen. Es bedeutet, Grenzen zu haben, aber mit einem offenen Herzen. Es geht nicht darum, unverwundbar zu werden, sondern darum, berührbar zu bleiben. Wenn wir uns verschließen, schützen wir uns vielleicht vor Enttäuschungen, aber wir verschließen uns auch vor Lebendigkeit. Ein offenes Herz lädt das Leben wieder ein, und zwar in seiner ganzen Fülle und Tiefe.

Vielleicht ist genau das der wahre Mut: mit offenem Herzen zu leben, zu fühlen und zu vertrauen, auch wenn wir nicht wissen, was kommt. Ein offenes Herz schenkt uns Selbstvertrauen, das nicht laut sein muss, innere Stärke, die trägt, und eine Lebensfreude, die auch in unruhigen Zeiten möglich ist.

Am Ende will das Herz nur eines: gehört werden. Es erinnert uns daran, dass das Leben nicht im Kopf beginnt, sondern im Schlag unseres Herzens.

Im nächsten Kapitel widmen wir uns dem Raum, in dem all das geschieht: dem physischen Herzen, seiner Anatomie und seiner Verbindung zu Atmung, Zwerchfell und Haltung.

HEART *Facts*

1. Das Herz schlägt rund 100 000-mal am Tag und arbeitet eng mit Atmung, Gehirn und Nervensystem zusammen.
2. Im Gewebe des Herzens befinden sich etwa 40 000 Nervenzellen, die ein eigenständiges neuronales Netzwerk bilden, das oft als »Herzgehirn« bezeichnet wird.
3. Das Herz sendet kontinuierlich Signale ans Gehirn, die an Wahrnehmung, Emotion und Entscheidungen beteiligt sind.
4. Herzschlag und Atmung sind eng miteinander verbunden. Beim Einatmen beschleunigt sich der Puls leicht, beim Ausatmen beruhigt er sich wieder.
5. Diese natürliche Schwankung der Herzfrequenz gilt als Zeichen für ein gesund reguliertes vegetatives Nervensystem.
6. Wenn Herzrhythmus, Atmung und Nervensystem harmonisch zusammenarbeiten, entsteht ein Zustand namens Herzkohärenz, der mit innerer Ruhe und Klarheit verbunden ist.
7. Die Herzfrequenzvariabilität beschreibt die Fähigkeit des Herzens, flexibel auf innere und äußere Einflüsse zu reagieren.
8. Körperhaltung, Atmung und Herz beeinflussen sich gegenseitig. Ein offener Brustraum kann freieres Atmen erleichtern und ein Gefühl von Weite und Offenheit unterstützen.
9. Unsere Sprache spiegelt die Verbindung von Herz und Körper wider. Begriffe wie Herzklopfen oder schweres Herz beschreiben Empfindungen, die viele Menschen im Brustraum wahrnehmen.
10. Ein offenes Herz ist kein dauerhafter Zustand, sondern eine bewusste Entscheidung, immer wieder präsent zu bleiben, zu fühlen und dem Leben zu vertrauen.

THE GREATEST MYSTERY

of all is the human heart.[15]

P. D. JAMES
KRIMI-AUTORIN

Heart-Check

ANATOMIE UND FUNKTION

Erst durch meine Arbeit mit Bewegung und Yoga habe ich wirklich verstanden, wie eng Herz, Atmung, Brustkorb, Schultergürtel und Zwerchfell miteinander verbunden sind. Das Herz schlägt nicht isoliert in der Mitte unseres Körpers, sondern ist Teil eines fein abgestimmten Zusammenspiels aus Knochen, Muskeln, Faszien, Atembewegung und Haltung. Genau diesem Zusammenspiel widmen wir uns in diesem Kapitel. Nicht im Sinne eines klassischen Anatomiebuchs, sondern als Orientierung: Was liegt wo, was gehört zusammen und warum ist es hilfreich, diese Zusammenhänge zu kennen.

Das Herz arbeitet nie für sich allein. Es ist eingebettet in den Brustkorb, verbunden mit der Atmung, beeinflusst vom Zwerchfell und getragen vom Schultergürtel. Haltung, Spannung und Beweglichkeit bestimmen mit, wie frei oder eingeschränkt dieser Raum ist.

In den folgenden Abschnitten schauen wir uns die wichtigsten Strukturen des Herzraums an. Schritt für Schritt, ohne jedes Detail auszuleuchten, aber mit genug Klarheit, um ein solides Verständnis zu entwickeln. Dieses Wissen bildet die Grundlage für alles, was später folgt – in den Übungen ebenso wie in der Wahrnehmung deines eigenen Körpers.

Die Basics: Was steckt in unserem Brustraum?

Der Herzraum besteht nicht nur aus dem Herzen selbst. Er umfasst den gesamten Brustkorb mit seinen knöchernen Strukturen, Muskeln und Organen sowie zentrale Elemente wie das Zwerchfell und den Schultergürtel. Gemeinsam bilden sie den Raum, in dem das Herz arbeitet, reagiert und sich anpasst. Um diese Zusammenhänge greifbar zu machen, schauen wir uns die einzelnen Bestandteile des Herzraums nun Schritt für Schritt genauer an.

Der Brustkorb

Der Brustkorb, auch Thorax genannt, bildet den zentralen Raum, in dem das Herz und die Lunge geschützt liegen. Er wird nach hinten durch die zwölf Wirbel der Brustwirbelsäule begrenzt, nach vorne durch das Brustbein und seitlich durch jeweils zwölf Rippen.

Nach unten schließt das Zwerchfell den Brustraum ab, nach oben der Schultergürtel mit Schlüsselbeinen, Schulterblättern und ihren Gelenkverbindungen. Der Brustkorb ist kein starres Konstrukt, sondern ein elastisch federndes System, das sich bei jedem Atemzug bewegt.

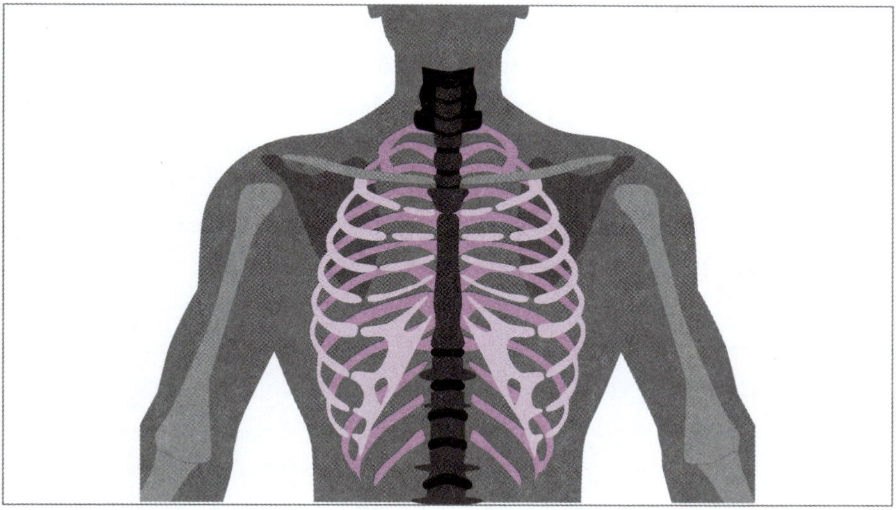

Der Brustkorb

Zwischen den Rippen liegen Muskeln, die diese Bewegung ermöglichen: Die äußeren Zwischenrippenmuskeln heben die Rippen an und vergrößern so den Brustraum – du atmest ein. Die inneren Zwischenrippenmuskeln ziehen die Rippen wieder zusammen – du atmest aus.

Das Zwerchfell unterstützt diese Atembewegung, seine genaue Funktion schauen wir uns später noch an. Neben der Atmung hat der Brustkorb eine zweite, ebenso wichtige Aufgabe: Er schützt das Herz, die Lunge und große Blutgefäße. Man kann ihn sich wie eine bewegliche Hülle vorstellen, die Stabilität gibt und gleichzeitig Raum lässt, damit Atmung und Bewegung frei fließen können.[16]

Das Herz

Dein Herz arbeitet ununterbrochen. Schlag für Schlag pumpt es Blut durch deinen Körper und versorgt jede Zelle mit Sauerstoff und Nährstoffen. Etwa 5 bis 6 Liter Blut zirkulieren pro Minute durch dein Gefäßsystem. Dieses stetige Schlagen hält dich am Leben und begleitet dich vom ersten bis zum letzten Atemzug.

Das Herz liegt gut geschützt im Brustkorb, hinter dem Brustbein und oberhalb des Zwerchfells. Es ist zwischen den beiden Lungenflügeln eingebettet und zeigt mit seiner Spitze leicht nach links unten. Ein gesundes Herz ist ungefähr so groß wie deine Faust, etwa 15 Zentimeter lang, 10 Zentimeter breit und wiegt zwischen 300 und 350 Gramm.

Das Herz besteht aus zwei Hälften: einer rechten und einer linken Seite. Jede Seite hat zwei Räume, einen Vorhof und eine Kammer. Zwischen den beiden Seiten verläuft eine Scheidewand, die verhindert, dass sich sauerstoffreiches und sauerstoffarmes Blut vermischen.[17]

Die rechte Herzhälfte nimmt das verbrauchte Blut aus dem Körper auf und leitet es in die Lunge, wo es mit Sauerstoff angereichert wird. Die linke Herzhälfte pumpt das sauerstoffreiche Blut über die Hauptschlagader zurück in den Körper.[18]

Der Herzmuskel arbeitet unwillkürlich. Er steht unter der Kontrolle des vegetativen Nervensystems und reagiert auf innere Zustände wie Ruhe, Stress oder Freude. Umgeben ist das Herz vom Herzbeutel,

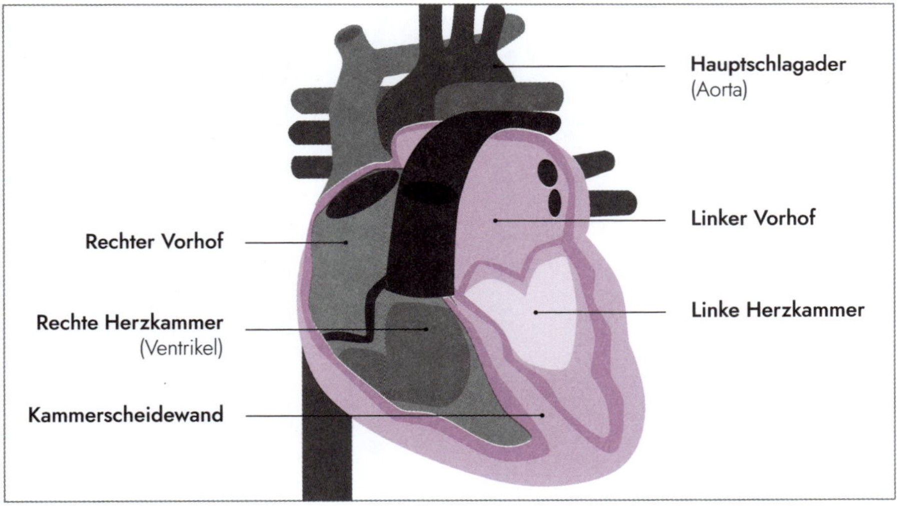

Das Herz

einer feinen Hülle aus Bindegewebe. Zwischen Herz und Herzbeutel befindet sich eine kleine Menge Flüssigkeit, die verhindert, dass sich das Herz bei jeder Bewegung an seiner Umgebung reibt.[19]

Auch das Herz selbst braucht Energie. Die Herzkranzgefäße umgeben es wie einen Kranz und versorgen den Herzmuskel mit Sauerstoff und Nährstoffen. Sie entspringen direkt aus der Hauptschlagader. Wenn diese Gefäße verengt oder blockiert sind, kann das Herz nicht mehr richtig arbeiten.[20]

Und wie schlägt das Herz? Das Herz arbeitet in einem gleichmäßigen Rhythmus, dem sogenannten Herzzyklus. Er besteht aus zwei Phasen:

- In der Diastole entspannt sich der Herzmuskel und die Kammern füllen sich mit Blut.
- In der Systole zieht er sich zusammen und pumpt das Blut in die Gefäße.

Dieser Wechsel geschieht etwa 70-mal pro Minute und rund 100 000-mal am Tag. Jede dieser Bewegungen wird durch einen elektrischen Impuls ausgelöst, der im Sinusknoten entsteht und sich über das Herz ausbreitet. So bleibt der Rhythmus bei Tag und Nacht zuverlässig.[21]

GOOD *to know*

Das Herz von Männern ist im Durchschnitt größer und schwerer als das von Frauen. Frauen haben ein kleineres Herz, das dafür etwas schneller schlägt, um den Körper zuverlässig zu versorgen. Auch bei Herzkrankheiten zeigen sich Unterschiede. Frauen erkranken im Durchschnitt später an koronaren Herzerkrankungen, doch ihre Symptome sind oft weniger eindeutig. Deshalb – und weil sich die medizinische Forschung in erster Linie auf männliche Körper konzentriert – bleiben Herzprobleme bei Frauen manchmal länger unentdeckt.[22] Darauf gehe ich im Kapitel »Das Herz der Frau« im Abschnitt »Wenn das Herz der Frau krank wird« (→ Seite 64) detailliert ein.

Das Zwerchfell

Das Zwerchfell liegt wie eine muskuläre Kuppel unterhalb der Rippen. Es trennt Brust- und Bauchraum voneinander und ist unser größter und wichtigster Atemmuskel. Du kennst es vielleicht auch unter dem Begriff Diaphragma. Gemeinsam mit dem Beckenboden, der tiefen Bauchmuskulatur und dem Psoas (Hüftbeuger) bildet es das Kraftzentrum unserer Mitte. Diese Muskeln und ihre Faszien arbeiten zusam-

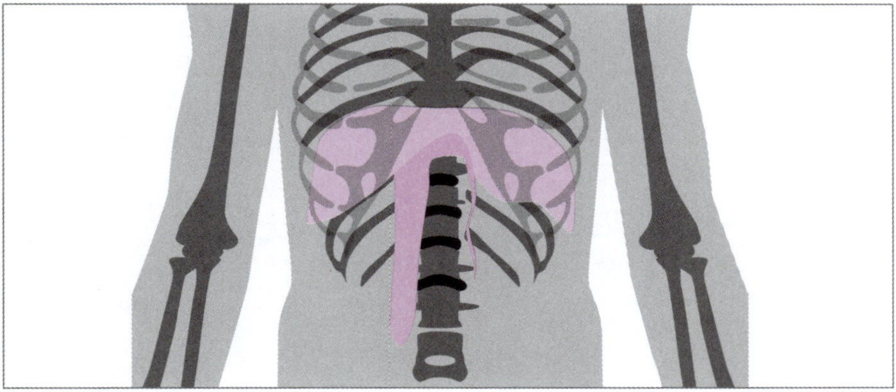

Das Zwerchfell

men und stabilisieren die Wirbelsäule. Sie sorgen für Haltung, Atmung und eine kraftvolle, aber flexible Mitte.

Das Zwerchfell ist etwa 2 bis 5 Millimeter dick und besteht aus Muskel- und Sehnengewebe. Es ist an der Innenseite der unteren Rippen befestigt und über zwei kräftige Sehnenstränge mit den oberen Lendenwirbeln verbunden. Seine Form ähnelt einer doppelten Kuppel. Die rechte Seite steht etwas höher als die linke, da die Leber das Zwerchfell von unten anhebt und das Herz es auf der linken Seite leicht nach unten drückt. In der Mitte befindet sich eine sehnige Platte, die Zentralsehne. Hier verlaufen Öffnungen für die Speiseröhre, große Blutgefäße und wichtige Nerven. So bleiben Brust- und Bauchraum miteinander verbunden.

Das Zwerchfell steht über Faszien in engem Kontakt mit vielen anderen Strukturen des Körpers: nach oben mit dem Herzbeutel, nach unten mit dem Beckenboden und seitlich mit den Rippen und der Rückenmuskulatur. Wenn es sich bewegt, schwingen all diese Bereiche mit.[23]

Bei der Einatmung zieht sich das Zwerchfell zusammen und senkt sich nach unten. Dadurch entsteht im Brustraum ein Unterdruck, der

Luft in die Lunge zieht. Gleichzeitig weichen die Bauchorgane etwas nach vorn, deshalb hebt sich beim Einatmen der Bauch. Beim Ausatmen entspannt sich das Zwerchfell, steigt wieder an und drückt die Luft aus der Lunge heraus. Dieser Wechsel bildet den natürlichen Rhythmus der Atmung. Das Zwerchfell arbeitet dabei ununterbrochen und ganz von selbst.

Genau deshalb ist Beweglichkeit so wichtig: Wenn sich das Zwerchfell frei bewegen kann, funktioniert die Atmung optimal. Die Bauchorgane werden sanft massiert, die Verdauung angeregt und auch das Herz wird entlastet. Eine freie und tiefe Atmung bringt Ruhe

GOOD to know

Der Psoas (einer unserer Hüftbeuger) und das Zwerchfell liegen im Körper näher beieinander, als man denkt. Sie sind nicht nur räumlich verbunden, sondern beeinflussen sich auch gegenseitig. Ist der Psoas dauerhaft angespannt, zum Beispiel durch langes Sitzen, Stress oder innere Anspannung, kann das die Beweglichkeit des Zwerchfells einschränken. Die Atmung wird dann oft flacher oder fühlt sich irgendwie blockiert an. Wird der Psoas durch gezielte Übungen wieder mobiler oder weicher, kann auch das Zwerchfell freier arbeiten. Viele Menschen spüren dann, dass sich ihr Atem vertieft und leichter fließt. Manchmal beginnt freies Atmen nicht im Brustkorb, sondern tief in der Hüfte. Deshalb kannst du auch alle Übungen aus meinem Buch *Hips don't lie* mit den Übungen aus diesem Buch kombinieren. Allgemein ausgedrückt, beeinflussen sich Hüfte und Atmung gegenseitig.

und Leichtigkeit. Sie unterstützt das Herz, fördert die Verdauung und stärkt das Gefühl von innerer Stabilität.

Ist das Zwerchfell jedoch durch Stress, Angst oder eine angespannte Körperhaltung blockiert, kann sich der Brustkorb nicht mehr vollständig ausdehnen. Viele Menschen nehmen das nicht als anatomisches Problem wahr, sondern als inneren Druck oder unterschwellige Unruhe. Wenn das Zwerchfell wieder weicher wird, wird auch der Atem freier und dadurch beruhigt sich oft der ganze Brustraum.[24]

Der Schultergürtel

Der Schultergürtel verbindet den Rumpf mit den Armen. Seine wichtigsten Bestandteile sind zwei Knochen – das Schlüsselbein und das Schulterblatt –, die über mehrere kleine Gelenke miteinander und mit dem Brustkorb verbunden sind. Das wichtigste dieser Gelenke liegt zwischen Brustbein und Schlüsselbein. Es ist die einzige feste Verbindung zwischen dem Rumpf und den oberen Gliedmaßen und ermöglicht Bewegungen des Schultergürtels, wie das Heben und Senken des Arms.

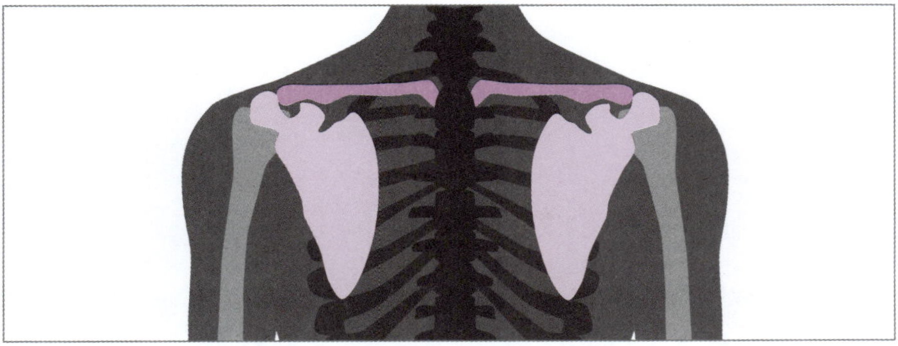

Der Schultergürtel

Das Schulterblatt ist ein flacher, dreieckiger Knochen, der auf dem Rücken liegt. Es ist über Muskeln mit der Wirbelsäule und den Rippen verbunden und kann sich beim Atmen, Heben und Bewegen frei über den Brustkorb schieben.

Der Schultergürtel ist nicht starr, sondern ein schwebendes System aus Knochen, Muskeln und Bändern. Er bietet Stabilität und gleichzeitig große Freiheit. Das Zusammenspiel dieser Strukturen ermöglicht es zusammen mit dem Schultergelenk, die Arme in alle Richtungen zu bewegen – nach vorn, zur Seite, über den Kopf und hinter den Rücken. Die Muskeln rund um die Schulter halten dieses System im Gleichgewicht.

Besonders wichtig ist dabei der Trapezmuskel, der vom Nacken über die Schultern bis zum oberen Rücken verläuft. Er hebt und senkt die Schultern, richtet den Oberkörper auf und unterstützt die aufrechte Haltung. Der vordere Sägemuskel (Musculus serratus anterior) verbindet die Rippen mit dem Schulterblatt. Er sorgt dafür, dass das Schulterblatt beim Einatmen und beim Heben der Arme geschmeidig über die Rippen gleiten kann.[25]

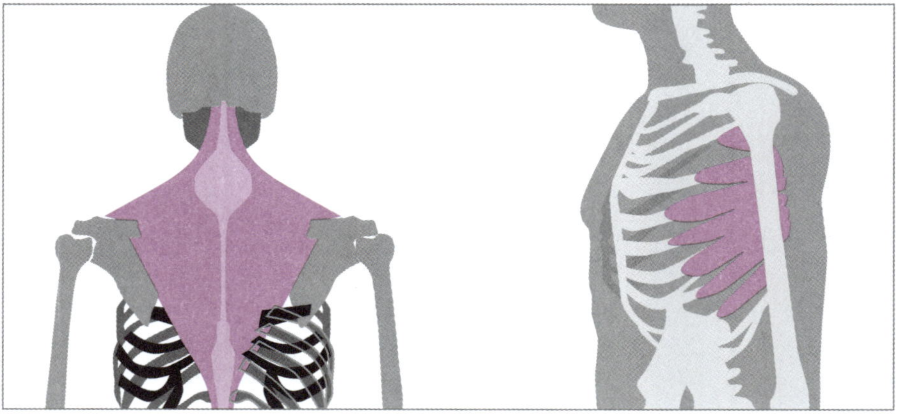

Der Trapezmuskel

Der vordere Sägemuskel

Der Schultergürtel spielt auch für die Atmung und somit für unseren Atemmuskel, das Zwerchfell, eine große Rolle. Wenn die Schultern zum Beispiel durch Stress, muskuläre Dysbalancen oder eine schlechte Haltung nach vorne fallen, sinkt der Brustkorb ein und wir haben weniger Raum zum Atmen. Dadurch geht der Körper schneller in eine Schutzhaltung und das Zwerchfell kann sich verspannen. Das wirkt sich wiederum auf unsere Atmung aus und gegebenenfalls auch auf weitere Strukturen, wie zum Beispiel den Psoas, und somit auf die Hüfte und den unteren Rücken.

Wenn wir an einer aufrechten Haltung arbeiten und sich Schultern und Brustkorb dadurch wieder aufrichten, kann der Atem freier fließen und unser Herz bekommt mehr Platz. Der gesamte Körper kann davon profitieren.

Der Schultergürtel ist also weit mehr als eine anatomische Verbindung zwischen unserem Rumpf und unseren Armen. Er ist ein Bindeglied zwischen Haltung, Atmung und unseren Emotionen. Wenn die Schultern loslassen und der Brustraum wieder weiter wird, verändert sich oft nicht nur die Haltung, sondern auch das innere Erleben.

Der Herzraum, bestehend aus Brustkorb, Herz, Zwerchfell, Schultergürtel und vielen weiteren Strukturen, ist ein komplexes System. Hier arbeiten Muskeln, Knochen, Faszien und Organe eng zusammen, und genau dieses Zusammenspiel entscheidet mit, wie wir uns fühlen – körperlich wie emotional. All diese Strukturen wirken nicht nur mechanisch zusammen, sondern stehen auch in ständigem Austausch mit dem Nervensystem. Sie arbeiten wie in einem Teamwork-Projekt zusammen. Und wie in jedem Team gibt es Tage, an denen einer einfach nicht mitmacht und der Rest improvisiert.

Dein Herz ist dein innerer Taktgeber

Das Herz schlägt in einem Rhythmus, der sich ständig anpasst. Die Abstände zwischen den einzelnen Herzschlägen sind dabei nicht gleich, sondern variieren von Schlag zu Schlag. Diese feinen Unterschiede nennt man Herzfrequenzvariabilität, kurz HFV. Sie gilt als Indikator für die Anpassungsfähigkeit des autonomen Nervensystems an körperliche und mentale Belastungen.

Eine höhere HFV steht für eine gute Anpassungsfähigkeit und ein gut reguliertes Nervensystem. Der Körper kann sich gut erholen und ist fit. Eine niedrigere HFV hingegen kann auf Stress und Überlastung hindeuten. Gesteuert wird dieses Zusammenspiel vom autonomen Nervensystem. Der Sympathikus aktiviert den Körper, steigert den Puls und bereitet uns auf Leistung vor. Der Parasympathikus sorgt für Entspannung, Erholung und Regeneration. Ein gesund reguliertes Herz kann flexibel zwischen beiden Zuständen wechseln. Genau diese Fähigkeit spiegelt sich in einer ausgewogenen HFV wider.[26]

Eine besondere Rolle spielt dabei die Atmung. Beim Einatmen schlägt das Herz etwas schneller, beim Ausatmen verlangsamt es sich wieder. Dieser natürliche Rhythmus verbindet den Herzschlag und den Atem miteinander. Wenn diese Bewegungen weich ineinander übergehen und ein gleichmäßiges Muster bilden, entsteht das, was als Herzkohärenz bezeichnet wird. In diesem Zustand arbeiten Herz, Atem und Nervensystem harmonisch zusammen. Die Atmung wird ruhiger, die Gedanken klarer und der Körper findet leichter in einen Zustand von innerer Balance.

Diesen Zustand kannst du bewusst unterstützen. Gleichmäßige, ruhige Atmung ist einer der einfachsten Wege, um Herz und Nervensystem zu beruhigen. Auch ein kurzer Moment des Innehaltens, summen, gähnen, ein entspanntes Lächeln oder sanfte Bewegung fördern die Aktivität des Parasympathikus und helfen dem Körper, in ein kohärentes Muster zu finden. Im Kapitel »Let's get physical« findest du im Abschnitt »Atemübungen für ein offenes Herz« die sogenannte Herz-Kohärenz-Atmung, auch Coherent Breathing genannt (→ Seite 144), die diese Kohärenz gezielt unterstützen kann.

Herzfrequenzvariabilität und Herzkohärenz lassen sich als zwei Aspekte derselben inneren Regulation verstehen. Die HFV zeigt, wie beweglich das Herz auf die Anforderungen des Alltags reagiert. Die Kohärenz beschreibt den harmonischen Zustand, der entsteht, wenn Herz und Atem im gleichen Rhythmus arbeiten. Zusammen geben sie ein präzises Bild deiner inneren Balance. Sie machen sichtbar, wie du dich wirklich fühlst, und zeigen, wie viel Kraft in einer einzigen bewussten Atmung liegen kann.

Wenn du beginnst, deinen Herzrhythmus bewusster wahrzunehmen und Herz, Atmung und Nervensystem in Einklang zu bringen, verändert sich etwas in deiner inneren Wahrnehmung. Du bekommst wieder ein Gefühl für diese feine Rückmeldung deines Körpers, die wir auch die *Stimme unseres Herzens* nennen. Sie begleitet uns ständig. Aber können wir sie hören?

GOOD *to know*

Forschende haben herausgefunden, dass sich bei Verliebten die Herzschläge synchronisieren, wenn sie sich drei Minuten lang in die Augen sehen. Auch der Atem passt sich an die Partnerin oder den Partner an.[27]

HEART *Facts*

1. Der Brustkorb schützt Herz und Lunge und bewegt sich bei jedem Atemzug mit. Er steht gleichzeitig für Stabilität und Beweglichkeit.
2. Das Herz pumpt pro Minute 5 bis 6 Liter Blut durch den Körper.
3. Jede Seite des Herzens hat einen Vorhof und eine Kammer, die präzise zusammenarbeiten und den Blutkreislauf in Bewegung halten.
4. Das Zwerchfell ist der wichtigste Atemmuskel und massiert bei jedem Atemzug Herz, Lunge und Bauchorgane.
5. Eine freie Zwerchfellbewegung erleichtert die Atmung, entlastet das Herz und unterstützt das Gefühl von innerer Stabilität.
6. Der Schultergürtel beeinflusst den Raum um das Herz. Offene, aufrechte Schultern schaffen Weite und ermöglichen tiefere Atmung.
7. Der Herzraum ist ein funktionelles System, in dem Muskeln, Knochen, Faszien und Organe eng zusammenarbeiten.
8. Atmung, Haltung und Herzschlag sind miteinander verbunden und beeinflussen sich gegenseitig in jedem Moment.
9. Die Herzfrequenzvariabilität (HFV) beschreibt die Abstände zwischen zwei Herzschlägen und zeigt, wie flexibel und anpassungsfähig das Herz ist.
10. Herzkohärenz entsteht durch ruhige, gleichmäßige Atmung und beschreibt den harmonischen Zustand, in dem Herz, Atmung und Nervensystem zusammenarbeiten.

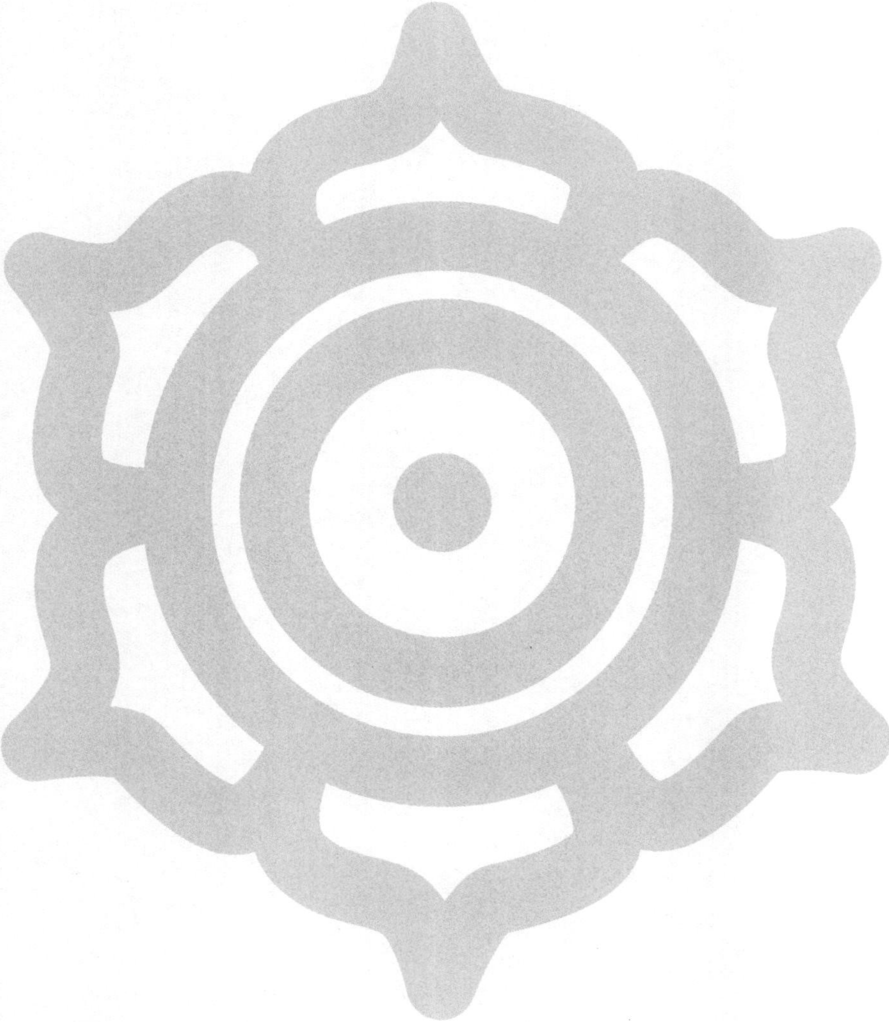

YOU'LL NEVER FIND

peace of mind until you listen to your heart.[28]

GEORGE MICHAEL
SÄNGER UND SONGWRITER

Wenn das Herz spricht

Ich war, glaube ich, sechs Jahre alt, als meine Eltern mich gemeinsam mit meiner Schwester zum Ballettunterricht anmeldeten. Wir waren eine Gruppe von Mädchen, einige kannte ich aus der Schule oder aus dem Freundeskreis meiner Eltern. Ich habe es geliebt zu tanzen. Trotzdem war ich keine besonders gute Tänzerin. Vor allem war ich sehr schüchtern, gerade in einer Gruppe von Menschen. Eigentlich ist das bis heute so geblieben.

Aber so wie viele Menschen es lieben, zu Hause unter der Dusche zu singen, obwohl sie vielleicht kein großes Talent dafür haben, habe ich mich oft in mein Zimmer zurückgezogen und nur für mich getanzt. Manchmal habe ich dabei sogar gesungen. Ganz nach dem Motto: *Dance like nobody is watching.*

Ich verliebte mich in die Vorstellung, eine gute Tänzerin zu sein, und träumte davon, eines Tages Musicaldarstellerin zu werden. Als Kind hält man an solchen Träumen so fest, dass man sich kaum vorstellen kann, dass die Realität einmal eine andere sein könnte. Ich glaube, das kennst du auch.

Je älter man wird, desto lauter werden die Stimmen von außen. Diese erwachsenen Stimmen, die mit den gut gemeinten und vor allem vernünftigen Ratschlägen. Die, die einem erklären, dass Träume wertvoll sind, aber kein Fundament für eine verlässliche Zukunft bieten. Und so beginnt man zu »verstehen«, dass Träume eben nur Träume sind. Kindheitsträume, wie Erwachsene sie nennen. Man beginnt, vernünftige Entscheidungen zu treffen. Entscheidungen, von denen alle glauben, dass sie solider sind.

Und heute? Heute ist Bewegung immer noch ein großer Teil meines Lebens. Hauptsächlich in Form von Yoga. Aber es gibt auch heute noch Tage, an denen ich mich zurückziehe, die Musik aufdrehe und durch meine Wohnung tanze. Das ist wohl meine Art, mich daran zu erinnern, wie es sich anfühlt, dem eigenen Herzen zu folgen.

Wann haben wir verlernt, auf unser Herz zu hören?

Wenn ich auf dieses kleine Mädchen zurückschaue, sehe ich einen Menschen mit einer erstaunlich klaren Intuition. Als Kinder wissen wir oft ziemlich genau, was sich gut anfühlt und was nicht.

Wir sind neugierig, wir sind offen, wir sind ganz schnell von Dingen begeistert. Wir spüren, wer und was uns guttut, und wir spüren auch, wenn sich etwas komisch oder unangenehm anfühlt. Unsere innere Stimme ist noch laut und vor allem ganz selbstverständlich.

Mit dem Älterwerden beginnen wir, Verantwortung für unser Leben zu übernehmen, machen eigene Erfahrungen, sammeln Erfolge, aber auch Enttäuschungen. Wir lernen schnell, wie wir sein sollten: vernünftig, fleißig, leistungsbereit und stark. Wir lernen, welche Wege als sicher gelten und welche als riskant. Nicht immer, aber immer häufiger orientieren wir uns daran, was »man« macht.

Die Einflüsse, die wir dabei von außen bekommen, sind in der Regel liebevoll gemeint. Eltern wollen uns Sicherheit geben. Lehrkräfte wollen, dass wir unser Potenzial nutzen. Freunde und Freundinnen wünschen sich, dass wir dazugehören. Die Gesellschaft möchte, dass wir funktionieren. Und nichts davon ist falsch. Aber manchmal führt es dazu, dass wir unsere eigene Stimme ein wenig leiser drehen. Das passiert ganz unbewusst, und oft einfach nur aus dem Wunsch heraus, »richtig« sein zu wollen. So übernehmen wir im Laufe der Zeit Sichtweisen, die uns Orientierung geben sollen. Wir passen uns an, lernen dazu und entwickeln Strategien, um uns sicher zu fühlen. Und manchmal entscheiden wir uns für das, was vertraut ist, auch wenn da in uns noch eine leise Stimme mitschwingt, die etwas anderes ahnt.

Das bedeutet nicht, dass wir unseren Weg verloren haben. Es bedeutet, dass wir gelernt haben, uns im Leben zu bewegen. Dass wir

Verantwortung übernommen und unser Bestes gegeben haben. Und doch gibt es diese Momente, in denen sich im Körper etwas meldet. Ein Gefühl, ein Innehalten, ein leiser Impuls, der sagt: Schau noch einmal hin. Da ist noch mehr.

Ich glaube, dass unser Herz niemals aufhört zu sprechen, sondern dass es manchmal einfach nur ein wenig leiser wird. Innere Stärke zeigt sich nicht darin, das Herz zu überhören, sondern darin, ihm wieder zuzuhören, auch wenn es leise geworden ist. Und ich glaube auch, dass wir lernen können, die Sprache des Herzens wieder lauter zu drehen. Wie Musik, die wir einfach lauter oder leiser stellen können.

Die Sprache des Herzens

Unsere Alltagssprache ist voll von Redewendungen, die zeigen, wie sehr wir das Herz als emotionalen Kompass wahrnehmen.

- Mir bricht das Herz.
- Das Herz rutscht mir in die Hose.
- Es liegt mir etwas auf dem Herzen.
- Ich trage mein Herz auf der Zunge.
- Mein Herz schlägt bis zum Hals.
- Ich habe ein weites Herz.
- Ich höre auf mein Herz.
- Das Herz wird mir schwer.

All diese Sätze beschreiben Gefühle in Verbindung mit einer körperlichen Reaktion. Wenn uns etwas belastet, wird der Brustraum eng. Wenn wir trauern, fühlt sich das Herz schwer an.

Diese Sprichwörter sind jahrhundertealte Beobachtungen unserer eigenen Körperweisheit. Sie zeigen, dass Menschen schon immer gespürt haben, wie eng Herz, Gefühl und Körper miteinander verbunden sind. Gefühle zeigen sich nicht nur im Herzen, sondern im ganzen Körper. Wenn wir verstehen, wie sehr Sprache und Körper zusammenarbeiten, wird klar, warum Gefühle sich nicht nur im Herzen zeigen, sondern im ganzen Körper spürbar werden.

Wenn Gefühle im Körper landen

Gefühle sind körperliche Erfahrungen, die sich oft zeigen, bevor wir sie in Worte fassen können. Wärme, Enge, Spannung, Druck, flacher Atem oder ein Ziehen im Bauch sind oft schneller da als ein klarer Gedanke. Je besser wir diese Signale verstehen, desto mehr Vertrauen entsteht in den eigenen Körper und in die eigene Wahrnehmung.

Unser Herzraum, der Raum zwischen Brustkorb, Zwerchfell und Schultergürtel, spielt dabei eine zentrale Rolle. Er reagiert sofort, wenn wir emotional berührt werden. Freude macht ihn weit, Angst zieht ihn zusammen, Stress versetzt den Körper in einen Schutzmodus und Trauer lässt ihn schwer werden. Diese Reaktionen passieren ganz automatisch, weil unser Nervensystem ständig überprüft, ob wir uns sicher fühlen oder ob wir uns schützen müssen.

Unser Körper ist ein Spiegel unserer Seele. Er zeigt uns in Form von Verspannungen, innerem Druck, Müdigkeit oder Unruhe, wie es uns wirklich geht. Oft sammelt er Emotionen, die bisher keinen anderen Ausdruck gefunden haben. Alte Ängste, nicht verarbeitete Trauer, nicht losgelassene Enttäuschungen oder innere Verletzungen. Auf diese Weise kommuniziert der Körper mit uns und lädt uns ein, hinzuschauen.

Auch wenn wir manchmal lieber wegschauen möchten, bleibt eine Sache sicher: Jedes Gefühl, das verdrängt wird, und jede Emotion, die übergangen wird, sucht sich irgendwann einen Weg, um von uns gesehen zu werden. Deshalb ist es so wichtig, dass wir die Signale des Körpers ernst nehmen und ihnen Aufmerksamkeit schenken. Nicht oberflächlich, sondern in der Tiefe. Der Körper kommuniziert immer, oft ehrlicher als unsere Gedanken. Um diese Signale überhaupt wahrnehmen zu können, ist es wichtig, innezuhalten und in die Ruhe zu kommen.

Unser Vagusnerv kann uns dabei sehr gut unterstützen, denn er ist ein Teil unseres Nervensystems und kann uns helfen, uns zu beruhigen. In meinem Buch *Hips don't lie* nenne ich ihn die »Chill-Pille«. Er spielt eine zentrale Rolle bei der Kommunikation zwischen dem Gehirn und unseren Organen. Er verbindet Gehirn, Herz, Atmung und Bauchraum und übersetzt Emotionen in körperliche Reaktionen. Er ist ein Teil unseres parasympathischen Nervensystems, dem Teil, der uns beruhigt. Er hat die Fähigkeit, Herzschlag und Atem zu beruhigen, Stress zu reduzieren und somit unseren Brustraum wieder zu weiten.

In einem solchen Zustand gelingt es uns oft besser, die Signale des Körpers und des Herzens wahrzunehmen. Alles, was Ruhe schafft – Atmung, sanfte Bewegung, kleine Pausen, Berührung –, sendet dem Nervensystem das Signal: Du bist sicher. Und aus dieser Sicherheit

GOOD to know

Yoga, Meditation und Atemtechniken helfen, den Vagusnerv zu aktivieren. In meinem Buch *Hips don't lie* gibt es weitere Informationen über den Vagusnerv sowie einfache Übungen, die ihn aktivieren.

heraus wird es überhaupt erst möglich, die Signale des Körpers wahrzunehmen. Und während manche Gefühle sich vorsichtig im Körper zeigen, gibt es andere, die uns regelrecht überwältigen.

Wenn das Herz bricht

Es gibt Momente im Leben, die sich so intensiv anfühlen, dass wir sie mit dem Kopf gar nicht begreifen können. Momente, in denen etwas endet, das uns wichtig war. Beziehungen, Träume oder Sicherheiten. In solchen Augenblicken spüren wir, wie unser Herz enger, schwerer und stiller wird. Herzschmerz ist ein körperliches Gefühl, das du bestimmt schon einmal erlebt hast. Herzschmerz macht uns verletzlich und gleichzeitig unendlich menschlich.

Unser Herz kann brechen, wenn wir jemanden verlieren, den wir lieben, wenn ein Traum nicht Wirklichkeit wird, wenn wir enttäuscht werden oder wenn wir eine Wahrheit erkennen, die wir lange verdrängt haben. Und manchmal bricht es sogar, ohne dass etwas Großes passiert. Manchmal passiert es einfach, weil wir zu lange stark waren, zu lange funktioniert haben oder zu lange für alle da waren, außer für uns selbst.

Gefühle wie Herzschmerz und Trauer gehen so tief, dass man glaubt, man könnte sie nicht aushalten. Ein stechender Schmerz im Brustraum, innere Unruhe, Schlaflosigkeit und ein Atem, der sich anfühlt, als würde er nicht mehr von selbst fließen. Manche spüren bei tiefer Trauer auch einfach gar nichts mehr. So als hätte jemand im Körper den Stecker gezogen.

Es gibt eine Form von Herzschmerz, die so stark sein kann, dass sich sogar der Herzmuskel verändert. Die Medizin nennt das das »Broken-Heart-Syndrom«, auch bekannt als Takotsubo-Syndrom. Es fühlt sich oft an wie ein Herzinfarkt, weil die gleichen Symptome auftreten: Enge in der Brust, Atemnot, ein Herz, das völlig aus dem Rhythmus gerät. Im Ultraschall sieht man dann, dass sich ein Teil des Herzens für eine kurze Zeit anders bewegt, so als würde es die emotionale Last körperlich mittragen. Der entscheidende Unterschied zum Herzinfarkt ist, dass kein Gefäß verschlossen ist. Ausgelöst wird dieses Syndrom häufig durch intensiven emotionalen Stress, zum Beispiel durch eine Trennung, den Verlust eines geliebten Menschen oder Situationen, in denen wir schlicht überfordert sind. Das Erstaunliche ist, dass sich das Herz in den meisten Fällen vollständig erholt.[29] Nichtsdestotrotz gilt immer: Wenn du starke Brustenge, Atemnot oder plötzlich ungewöhnliche Symptome bemerkst, lass es bitte ärztlich abklären.

Das Broken-Heart-Syndrom zeigt uns aber etwas Wichtiges: Unser Herz ist nicht nur ein Organ. Es hört zu. Es reagiert. Es fühlt. Ein gebrochenes Herz ist ein Zeichen unserer Verletzlichkeit. Es zeigt, dass wir etwas zugelassen, dass wir geliebt, gehofft oder vertraut haben. Schmerz bedeutet nicht, dass wir falsch waren. Er bedeutet, dass wir lebendig sind.

Und auch wenn es sich oft so anfühlt, als würde unser Herz nie mehr heilen, beginnt Heilung in kleinen, fast unscheinbaren Momenten. Plötzlich wird der Atem wieder etwas tiefer und eine Erinnerung tut nicht mehr ganz so weh. Es sind genau diese kleinen Veränderungen, die zeigen, dass etwas in uns wieder in Bewegung kommt. Genau hier beginnt oft der Moment, in dem wir wieder lernen, unserem Herzen zuzuhören.

Wie man auf sein Herz hört

Wir müssen unser Leben nicht auf den Kopf stellen, um wieder auf unser Herz zu hören. Wir dürfen uns Schritt für Schritt annähern und die Signale wahrnehmen, die oft schon da sind. Es gibt viele Vorstellungen davon, was es bedeutet, auf sein Herz zu hören. Für manche klingt es romantisch, für andere schwer greifbar. Wieder andere glauben, es sei etwas, das man entweder kann oder nicht kann. Doch unser Herz ist unglaublich intelligent. Es spricht über Empfindungen, über kleine Impulse und über das, was sich im Körper zeigt, wenn etwas für uns stimmt oder nicht stimmt.

Wir haben gelernt, Entscheidungen mit dem Kopf zu treffen. Zu analysieren, zu vergleichen und abzuwägen. Das ist sinnvoll und wichtig. Und doch passt nicht jede logische Entscheidung zu unserem inneren Empfinden. Nicht jede vernünftige Lösung fühlt sich wirklich richtig an.

Wir können lernen, diese inneren Signale wieder deutlicher wahrzunehmen. Die folgenden Schritte helfen dir im Alltag, dein Herz wieder besser zu hören.

1. **Lass deinen Körper entspannen.** Ein angespannter Körper überhört die leisen Impulse des Herzens. Yoga, Atemübungen, Achtsamkeit oder Meditation beruhigen das Nervensystem und schaffen Raum für innere Klarheit. Zwei Yogastunden pro Woche oder drei kurze Atemübungen können bereits ausreichen.
2. **Sage nicht Ja, wenn dein Herz Nein sagt.** Der Körper verrät oft früher als der Kopf, was wir wirklich fühlen. Ein inneres Nein zeigt sich in einem angespannten Kiefer, einem flachen Atem, einem Druck im Brustkorb oder einem Ziehen im Bauch. Wenn du beginnst, diese ersten Reaktionen wahrzunehmen, entsteht mehr Klarheit und Vertrauen in deine Intuition.
3. **Mach eine Mini-Pause, bevor du reagierst.** Halte einen Atemzug inne, ehe du Ja sagst, antwortest, zustimmst. Diese kurze Pause zeigt dir oft schon, ob du wirklich willst oder aus reiner Gewohnheit handelst. Das Herz zeigt sich genau dort, im Moment vor der Reaktion.
4. **Lege die Hand auf dein Herz.** Diese Übung ist einfach und gleichzeitig kraftvoll. Setz dich hin, lege eine oder beide Hände

aufs Herz, atme ruhig und lausche. Vielleicht spürst du Wärme, vielleicht Ruhe, vielleicht auch gar nichts. Herzkommunikation entsteht durch Wiederholung. Manchmal öffnet ein einziger stiller Moment eine Tür, die lange geschlossen war.

Und manchmal sind es ganz einfache Dinge, die die Verbindung zu deinem Herzen wieder stärken: Zeiten nur für dich, Journaling, ein Spaziergang, bewusste Begegnungen. Nicht als To-do, sondern als kleine Rückverbindung. Manchmal reicht ein Atemzug oder ein Gedanke, der sich einfach richtig anfühlt. Und mit jedem kleinen Moment, in dem du deinem Herzen Raum gibst, wächst eine stille Form von Selbstvertrauen. Die Übungen und Inspirationen im hinteren Teil dieses Buches unterstützen dich ebenso dabei, dein Herz wieder deutlicher zu hören und bewusster mit dir selbst in Kontakt zu treten.

Wichtiger Hinweis

Ein kleiner »Herz-Kompass«

Dein Herz sagt Ja, wenn …

- du ruhiger wirst
- du weiter atmest
- du dich innerlich entspannst
- du innerlich lächelst
- sich etwas leicht anfühlt

Dein Herz sagt Nein, wenn …

- die Brust eng wird
- der Atem schneller wird
- der Körper anspannt
- du dich klein fühlst
- du innerlich weg möchtest

So simpel und so klar. Das Herz ist dabei erstaunlich konsequent. Es diskutiert nicht lange, es zeigt einfach.

Wie man das Herz öffnet

Am Ende geht es bei all dem nicht darum, etwas Neues zu lernen, sondern wieder bei dir anzukommen. Der Weg zurück zu einem offeneren Herzen beginnt immer im Kleinen:

- mit einem Atemzug, der etwas tiefer wird.
- mit der Frage: Wie geht es mir wirklich?
- mit einem kleinen Nein, das früher ein automatisches Ja gewesen wäre.
- mit einem Moment, in dem wir uns erlauben zu fühlen, statt zu funktionieren.

Herzöffnung lässt sich nicht erzwingen. Sie entsteht, wenn wir uns sicher fühlen, wenn wir innerlich zur Ruhe kommen und wenn wir uns selbst freundlich begegnen. Ein offenes Herz ist verletzlich und gleichzeitig stabil. Es ist mit uns verbunden und erkennt, was stimmig ist und was nicht. Vielleicht beginnt dein eigener Weg zurück genau hier. Mit einem einfachen Satz: »Ich darf fühlen, was ich fühle. Und ich darf mich wieder öffnen.«

Bevor wir weitergehen, lade ich dich ein, einen Moment innezuhalten. Manchmal hilft es, sich selbst ein paar ehrliche Fragen zu stellen, um dem eigenen Herzen wieder näherzukommen. Die folgenden Reflexionsfragen begleiten dich dabei, dich selbst ein Stück besser zu verstehen und den Raum in dir wieder etwas weiter werden zu lassen. Es gibt kein Richtig oder Falsch bei diesen Fragen. Nimm dir Zeit, beantworte nur das, was sich stimmig anfühlt, und lass alles andere einfach liegen.

Reflexionsfragen zur Sprache des Herzens

1. Welche Momente aus deiner Kindheit fühlten sich leicht, frei oder lebendig an?
2. Und wann hast du dieses Gefühl das letzte Mal bewusst gespürt?
3. Welche Träume oder Wünsche hast du irgendwann zur Seite gelegt, obwohl sie sich einmal lebendig angefühlt haben?
4. Welche Stimmen aus deinem Umfeld hast du auf deinem Weg übernommen und welche davon gehören eigentlich nicht zu dir?
5. Woran merkst du im Körper, dass dein Herz gerade Nein sagt, obwohl dein Kopf Ja sagen möchte?
6. Welche Situation in letzter Zeit hat deinen Brustraum weit werden lassen und warum?
7. Welche Erfahrungen haben dein Herz vorsichtiger gemacht? Was davon brauchst du heute noch und was darf gehen?
8. Gibt es Gefühle, die du im Körper spürst, aber selten in Worte fasst? Wie fühlen sie sich an und wo im Körper sitzen sie?
9. Was gibt dir ein Gefühl von innerer Sicherheit?
10. Welche Menschen, Orte oder Handlungen beruhigen dein Nervensystem?
11. Wenn du deinem Herzen eine Frage stellen könntest, welche wäre das? Und was glaubst du, wäre seine Antwort?
12. Welcher kleine Moment am Tag könnte für dich der Anfang von Herzöffnung sein?
13. Wenn du deinem jüngeren Ich einen Rat geben könntest, welcher wäre es?
14. Wenn du deinem zukünftigen Ich einen Satz mitgeben könntest, der dich näher zu deinem Herzen bringt, wie würde er lauten?

Was, wenn es im Leben gar nicht darum geht, ständig glücklich zu sein, sondern vielmehr darum, verbunden zu sein? Mit dem eigenen Körper, mit dem Herzen und mit dem, was wir wirklich fühlen. Aus dieser Verbindung entsteht etwas, das wir oft Glück nennen.

HEART *Facts*

1. Der Herzraum reagiert unmittelbar auf Gefühle. Freude macht ihn weit, Angst zieht ihn zusammen und Stress versetzt den Körper in einen Schutzmodus.
2. Unsere Sprache bewahrt dieses Körperwissen. Redewendungen wie »Mir bricht das Herz« oder »Mein Herz schlägt bis zum Hals« beschreiben reale körperliche Empfindungen.
3. Ein enger Brustkorb ist kein Zeichen von Schwäche, sondern von Schutz. Der Körper signalisiert damit, dass es ihm gerade zu viel ist.
4. Nicht verarbeitete Emotionen können sich körperlich festsetzen, zum Beispiel als Verspannung, innere Unruhe, Müdigkeit oder Druck im Brustraum.
5. Der Vagusnerv verbindet Gehirn, Herz, Atmung und Bauchraum. Er spielt eine zentrale Rolle dabei, wie sicher oder angespannt wir uns fühlen.
6. Beruhigt sich das Nervensystem, verändert sich auch der Herzraum. Der Atem wird freier, der Brustraum weiter und das Herz wieder besser spürbar.
7. Herzsignale sind leise, aber eindeutig. Ein inneres Ja fühlt sich oft warm, weit und ruhig an.
8. Ein Nein zeigt sich eher durch Enge, flachen Atem oder innere Anspannung.
9. Starker emotionaler Stress kann sich sogar körperlich am Herzen zeigen. Das sogenannte Broken-Heart-Syndrom macht deutlich, dass Gefühle den Herzmuskel vorübergehend beeinflussen können.
10. Heilung beginnt selten im Großen. Oft zeigt sie sich zuerst in kleinen Momenten, in einem tieferen Atemzug, mehr innerer Ruhe oder einer Erinnerung, die nicht mehr ganz so weh tut.

THE ONLY LASTING

beauty is the beauty of the heart.[30]

RUMI
SUFI-GELEHRTER

Das Herz der Frau

Ich war Ende dreißig, Anfang vierzig, als ich vor allem nachts plötzlich starkes Herzrasen bekam. Das hat mich sehr verunsichert, denn beim Herzen bekommt man schnell Angst, wenn sich etwas nicht richtig anfühlt. Natürlich habe ich das umgehend ärztlich abklären lassen: EKG, Langzeit-EKG, Untersuchungen beim Kardiologen. Doch es gab keine Diagnose, keine strukturellen Auffälligkeiten. Medizinisch war alles völlig unauffällig. Und trotzdem war dieses Herzrasen immer wieder da.

Was mich fast noch mehr verunsichert hat als die Symptome selbst, war die fehlende Erklärung dafür. Ich war sportlich, immer aktiv, gesund und stand mitten im Leben. An die Wechseljahre habe ich zu diesem Zeitpunkt überhaupt nicht gedacht. Und ich wusste damals auch noch viel zu wenig darüber, wie stark hormonelle Veränderungen, Stress und das Nervensystem das Herz beeinflussen können – vor allem bei Frauen.

Das Herz der Frau ist nicht einfach nur eine kleinere Version des Männerherzens. Zyklus, Schwangerschaft, Wechseljahre, emotionale Belastung und Dauerstress wirken direkt auf das weibliche Herz und darauf, wie es schlägt, reagiert und sich meldet.

Dieses Kapitel widme ich deshalb dem Herzen der Frau. Wir schauen uns an, warum Frauenherzen sensibler reagieren, warum das Herz der Frau anders krank wird und welche Rolle Zyklus und Wechseljahre spielen.

Ein Herz, das mitschwingt

Frauen werden häufig als emotional bezeichnet, als empfindlich oder auch als überempfindlich. Spannend finde ich, dass das meist negativ behaftet ist. Auch ich dachte lange Zeit, dass ich einfach zu emotional bin, mir alles zu stark zu Herzen nehme und dass das keine guten Eigenschaften seien. Heute sehe ich das anders. Ich glaube, dass das positive Eigenschaften sind und dass Frauenherzen insgesamt einfach feinfühliger sind. Diese Feinfühligkeit zeigt sich nicht nur in alltäglichen Situationen, sondern auch im Umgang mit anderen Menschen.

Diese Wahrnehmung ist nicht nur ein persönliches Gefühl, sondern lässt sich auch wissenschaftlich belegen. Eine große internationale Studie, die die Daten von über 300 000 Menschen aus 57 Ländern ausgewertet hat, zeigt, dass Frauen im Durchschnitt empathischer sind als Männer – und das nahezu weltweit sowie über alle Altersgruppen hinweg. Untersucht wurde dabei vor allem die sogenannte kognitive Empathie, also die Fähigkeit, intuitiv zu erfassen, was ein anderer Mensch denkt oder fühlt.

In dem zugrunde liegenden Test mussten die Teilnehmenden allein anhand der Augen einer Person erkennen, welcher emotionale Zustand gerade vorliegt, ohne Mimik, Gestik oder Kontext. Frauen schnitten dabei in der Mehrheit der untersuchten Länder deutlich besser ab. In keinem einzigen Land lagen Männer im Durchschnitt vor den Frauen. Die Forschenden betonen jedoch ausdrücklich, dass es sich um statistische Unterschiede handelt und nicht um Aussagen über einzelne Personen. Nicht jede Frau ist empathischer als jeder Mann, doch insgesamt zeigt sich ein klares Muster.[31]

Empathie ist damit kein romantischer Begriff und keine reine Charaktereigenschaft, sondern eine Fähigkeit, die messbar ist und eng mit Wahrnehmung, Nervensystem und körperlicher Resonanz zusammenhängt.

Neurowissenschaftlich konnte zudem nachgewiesen werden, dass Frauen in Momenten des Mitgefühls häufiger jene Hirnregionen aktivieren, die Emotionen tief verarbeiten und eng mit körperlichen Empfindungen verknüpft sind. Männer nutzen in ähnlichen Momenten eher Bereiche, die Informationen strukturieren und analysieren.[32] Beide

Wege sind wertvoll und zeigen lediglich verschiedene Zugänge zur Welt.

Besonders spannend ist in diesem Zusammenhang eine Studie der Forscher Brennan McDonald und Philipp Kanske. Teilnehmenden wurden kurze Videos von realen Menschen vorgespielt, die von Verlust, schwierigen Lebensmomenten oder Unsicherheiten erzählten. Direkt im Anschluss wurden die körperlichen Reaktionen gemessen. Frauen zeigten insgesamt eine deutlich stärkere empathische Resonanz, spürten die Gefühle der erzählenden Personen intensiver und zeigten mehr Mitgefühl. Sie waren außerdem häufiger bereit zu helfen und spendeten häufiger Geld.[33]

Diese stärkere emotionale Resonanz bedeutet jedoch nicht, dass Frauen die Gedanken oder Motive anderer Menschen besser erkennen können. Die Fähigkeit, sich vorzustellen, was in einem anderen Menschen vorgeht, die sogenannte Theory of Mind, ist bei Frauen und Männern gleich ausgeprägt. Der Unterschied liegt nicht im Verstehen, sondern im Mitschwingen. In der körperlichen Antwort auf das, was wahrgenommen wird. Die Studie zeigte außerdem, dass bei Frauen das Verstehen der Situation eines anderen Menschen besonders eng mit dem Impuls verbunden war, etwas zu tun. Je klarer sie erfassten, wie es dem Gegenüber ging, desto stärker wurde der Wunsch zu helfen. Bei Männern zeigte sich dieses Muster nicht im gleichen Ausmaß. Frauen übersetzen emotionale Klarheit häufig unmittelbar in Handeln.[34]

Empathie ist keine rein emotionale Eigenschaft, sondern eine körperliche Reaktion des Nervensystems. Sie beeinflusst Atmung, Muskelspannung und Herzrhythmus. Ein hohes Maß an Empathie bedeutet deshalb auch eine höhere physiologische Belastung. Für Frauen ist es besonders wichtig, diese Reaktionen zu erkennen und zu regulieren. Grenzen können dabei helfen, die eigene Stabilität zu erhalten. Doch Frauenherzen unterscheiden sich nicht nur im Fühlen.

Frauenherzen sind keine kleinen Männerherzen

Dass Frauenherzen anders funktionieren, zeigt sich oft erst, wenn man genauer hinschaut. Ein Frauenherz ist im Durchschnitt kleiner und leichter als das eines Mannes. Auf ein Kilogramm Körpergewicht kommt bei Männern mehr Herzmuskelmasse, was unter anderem daran liegt, dass Testosteron den Herzmuskel stärker wachsen lässt. Um den Körper zuverlässig zu versorgen, schlägt das Herz einer Frau dafür schneller. Während der Ruhepuls von Männern oft bei etwa 60 Schlägen pro Minute liegt, ist er bei Frauen im Durchschnitt höher. Auch die Gefäße, die das Herz versorgen, unterscheiden sich. Sie sind bei Frauen feiner, empfindlicher und reagieren sensibler. Manche Verengungen treten in kleinsten Gefäßen auf, die bei klassischen Untersuchungen schwer zu erkennen sind. Neuere Forschungen zeigen außerdem, dass das Herzgewebe von Frauen ein anderes Verhältnis von Muskel- zu Bindegewebszellen besitzt, was die Elastizität und die Reaktion auf Belastungen beeinflusst.[35]

Über Jahrzehnte wurde Medizin vor allem an Männern erforscht. Frauen wurden häufig aus Studien ausgeschlossen oder ihre Daten wurden nicht separat ausgewertet. Lange ging man davon aus, dass ein Herz ein Herz ist. Doch heute wissen wir, dass das nicht stimmt.

Frauenherzen funktionieren nicht nur anders, sie werden auch anders krank und senden im Ernstfall andere Signale. Das schauen wir uns genauer an.

GOOD to know

Frauen berichten häufiger von emotionalem Stress, innerem Druck und dem Gefühl, allem gerecht werden zu müssen. Viele tragen mehrere Rollen gleichzeitig: Partnerin, Mutter, Tochter, Freundin, Kollegin, Führungskraft, Seele eines Teams. Sie halten viel und stellen den eigenen Körper ans Ende der To-do-Liste.

Wenn das Herz der Frau krank wird

Eine Herzerkrankung bei Frauen zeigt sich oft anders als bei Männern. Zwar sind Männer in jüngeren Jahren statistisch häufiger von Herz-Kreislauf-Erkrankungen betroffen, doch der Verlauf ist bei Frauen häufig schwerer, die Diagnose wird später gestellt und Warnsignale werden öfter fehlinterpretiert.

Ein wesentlicher Grund für den zeitlichen Aspekt liegt im Hormonsystem. Östrogen wirkt über viele Jahre wie ein natürlicher Schutzfaktor. Es hält die Gefäße elastisch, unterstützt die Innenwände der Arterien, reguliert den Fettstoffwechsel und wirkt Ablagerungen entgegen. Dadurch treten Herzinfarkte bei Frauen im Durchschnitt etwa zehn Jahre später auf. Sinkt der Östrogenspiegel, etwa in den Wechseljahren, fällt dieser Schutz jedoch relativ plötzlich weg und das Risiko steigt deutlich an.[36]

Hinzu kommen Risikofaktoren, die speziell Frauen betreffen, etwa Bluthochdruck und Diabetes in der Schwangerschaft sowie Autoimmunerkrankungen.[37] Auch Übergewicht, insbesondere im Bauchbereich, spielt eine Rolle. Bauchfett ist hormonell aktiv und kann stille Entzündungen fördern, die das Herz zusätzlich belasten. Bei Frauen ist diese Form der Fettverteilung häufig eng mit hormonellen Veränderungen verbunden, etwa in den Wechseljahren, und wirkt sich deshalb besonders auf das Herz-Kreislauf-System aus.

Über viele Jahrzehnte basierten diagnostische Kriterien vor allem auf männlichen Körpern. Typische Symptome eines kranken Herzens wurden aus männlichen Verlaufsformen abgeleitet. Frauen zeigen im Ernstfall jedoch häufig andere Muster. Das wird besonders beim Herzinfarkt deutlich. Der klassische Brustschmerz mit Ausstrahlung in den linken Arm entspricht vor allem dem männlichen Verlauf. Frauen erleben dagegen oft diffusere Symptome: Übelkeit, Erbrechen, ein brennender Druck im Oberbauch, Rücken- oder Nackenschmerzen, extreme Müdigkeit, Kurzatmigkeit oder ein schwer zuzuordnendes Gefühl innerer Unruhe. Der Brustschmerz kann fehlen oder sich eher wie ein Druck anfühlen. Diese Signale wirken unspezifisch und werden nicht selten als Magenproblem, Stress oder Verspannung fehlinterpretiert.[38]

Ähnlich verhält es sich bei der Herzschwäche. Während Männer häufiger eine Form entwickeln, bei der die Pumpleistung deutlich reduziert ist, zeigen Frauen öfter eine Variante, bei der der Herzmuskel steifer wird und sich nicht mehr ausreichend entspannt. Nach außen wirkt die Pumpleistung unauffällig, doch die Füllung des Herzens ist eingeschränkt. Betroffene Frauen berichten von Atemnot beim Treppensteigen, schneller Erschöpfung, Druck im Brustkorb, Wassereinlagerungen, nächtlichem Wasserlassen oder dem Gefühl, im Liegen schlechter Luft zu bekommen.[39]

Frauenherzen senden andere Signale. Es ist nicht deine Aufgabe, selbst zu entscheiden, ob ein Symptom vom Rücken, vom Magen oder vom Herzen kommt. Deine Aufgabe ist es, deine Beschwerden ernst zu nehmen, nachzufragen und nicht klein beizugeben, wenn du spürst, dass etwas nicht stimmt oder du in der Arztpraxis abgewimmelt wirst. Wissen ist hier kein Selbstzweck. Es ist Selbstvertrauen auf körperlicher Ebene und ein Akt der Selbstfürsorge. Ein Werkzeug, um dein Herz frühzeitig zu schützen und seiner feinen Sprache zuzuhören.

Der Menstruationszyklus und der Herzrhythmus

Du lebst in einem Körper, der sich jeden Monat verändert. Dein Herz geht diesen Weg mit dir. Jeden Zyklus aufs Neue. Während Männer hormonell relativ stabil durch den Monat gehen, bewegt sich der Körper der Frau in natürlichen Wellen, die weit mehr beeinflussen als Stimmung und Energie. Sie wirken auch auf das Herz und das vegetative Nervensystem, also auf jenen Teil des Körpers, der Puls, Atmung und Blutdruck steuert.[40]

In der ersten Zyklushälfte, der Follikelphase, steigt das Östrogen langsam an. Dieses Hormon wirkt herzschützend, verbessert die Gefäßfunktion und unterstützt die Stressregulation.[41] Viele Frauen erleben diese Zeit als klarer, stabiler und innerlich ruhiger. Das Herz arbeitet ökonomischer, der Puls ist häufig etwas niedriger und die Herzfrequenzvariabilität, ein Zeichen für eine gute Anpassungsfähigkeit des Körpers, steigt bei vielen an.

Nach dem Eisprung beginnt die Lutealphase. Progesteron wird stärker, und dieses Hormon beeinflusst sowohl die Gefäße als auch das Nervensystem. Es kann den Puls leicht erhöhen und macht manche Frauen sensibler für Stressreize. Das erklärt, warum sich einige in dieser Phase emotionaler oder verletzlicher fühlen. Das Herz reagiert schneller auf innere und äußere Spannungen, was sich als schnellerer Puls oder als Herzklopfen bemerkbar machen kann.[42]

Kurz vor der Periode sinken sowohl Östrogen als auch Progesteron abrupt ab. Dieser rasche Hormonabfall kann das Nervensystem irritieren und führt bei vielen Frauen zu den bekannten Symptomen des prämenstruellen Syndroms (PMS) wie Spannungsgefühlen und Schmerzen, Wassereinlagerungen, Stimmungsschwankungen, Reizbarkeit und innerer Unruhe. Manche berichten in diesen Tagen von Herzrasen, einem unruhigen Puls oder einem Gefühl innerer Disharmonie.

Diese Beschwerden sind weit verbreitet, und sie sind nicht harmlos. Eine große schwedische Langzeitstudie des Karolinska-Instituts zeigt, dass prämenstruelle Beschwerden nicht nur den Zyklus betreffen, sondern auch das Herz. Frauen mit PMS hatten insgesamt ein erhöhtes Risiko für Herz-Kreislauf-Erkrankungen, besonders für Herzrhythmusstörungen. Auch Schlaganfälle und Bluthochdruck traten bei ihnen häufiger auf. Auffällig war zudem, dass das Risiko besonders bei Frauen erhöht war, die schon in jungen Jahren unter PMS litten. Die genauen Ursachen sind noch nicht vollständig geklärt. Vermutet werden hormonelle Regulationsstörungen, ein erhöhtes Entzündungsgeschehen und Veränderungen im Stoffwechsel.[43] Die Ergebnisse machen jedoch deutlich: Zyklische Beschwerden sind kein rein hormonelles Randthema, sondern stehen in enger Verbindung mit der Herzgesundheit.

Wechseljahre und Herz – ein neuer Lebensrhythmus

Die Wechseljahre verbinden viele Frauen mit Hitzewallungen, Stimmungsschwankungen oder Schlafstörungen. Weniger bekannt ist, wie stark diese Lebensphase auch die Herzgesundheit beeinflusst. Mit den Wechseljahren sinkt die Östrogenproduktion deutlich, was nicht nur Auswirkungen auf den Zyklus hat, sondern auch auf Gefäße, Herzmuskel, Stoffwechsel und das Nervensystem. Östrogen ist wie ein natürlicher Schutz. Wenn es sinkt und dieser Schutz nachlässt, verändert sich der Körper, er reagiert empfindlicher auf Stress und das Risiko für Herzerkrankungen steigt.

Viele Frauen entwickeln in den Wechseljahren erstmals Bluthochdruck. Häufig steigt der obere Blutdruckwert, der das Herz besonders belastet. Gleichzeitig lagert der Körper leichter Bauchfett ein, das hormonell aktiv ist und entzündungsfördernde Stoffe freisetzt. Schlafstörungen, nächtliches Aufwachen oder innere Unruhe verhindern dann eine tiefe Regeneration, die Frauen gerade in den Wechseljahren so sehr brauchen. Dadurch kann es zu erhöhtem Blutdruck, einem schnelleren Puls, mehr Stress und einer langfristigen Beeinträchtigung der Herz-Kreislauf-Gesundheit kommen.[44]

Viele Frauen berichten auch von Herzrasen, Herzstolpern oder einem plötzlich schnelleren Puls, oft begleitet von Hitzewallungen oder Angst- und Panikattacken. Auch wenn du dich in den Wechseljahren befindest, sollten solche Symptome trotzdem immer ärztlich abgeklärt werden.

Viele sehen die Wechseljahre als einen biologischen Wendepunkt. Und ein Stück weit ist das auch so. Der Körper verändert sich, und manches fühlt sich zunächst ungewohnt an. Gleichzeitig markieren die Wechseljahre eine Phase, in der es besonders wichtig wird, die eigenen Bedürfnisse ernst zu nehmen. Stress, Schlaf, Bewegung und Erholung spielen nun eine größere Rolle als zuvor.

Das Herz reagiert in dieser Lebensphase sensibler auf hormonelle Veränderungen und äußere Belastungen. Umso wichtiger ist es, seine Signale wahrzunehmen, Symptome nicht zu bagatellisieren und gut für sich zu sorgen. Wer versteht, wie stark Herz, Hormone und Nervensystem miteinander verbunden sind, kann bewusster mit dem eigenen Körper umgehen und die Herzgesundheit langfristig unterstützen.

HEART *Facts*

1. Das Herz der Frau ist kein kleineres Männerherz, sondern ein eigenständiges, sensibler reagierendes System.
2. Emotionale Wahrnehmung und Empathie wirken bei Frauen messbar auf Herzrhythmus, Atmung und Nervensystem.
3. Der Unterschied zwischen Frauen und Männern liegt weniger im Denken als im körperlichen Mitschwingen.
4. Frauenherzen sind anatomisch kleiner, schlagen schneller und verfügen über feinere Gefäße.
5. Viele weibliche Herzsymptome unterscheiden sich vom klassischen Lehrbuchbild und werden deshalb häufiger übersehen.
6. Medizinische Forschung orientierte sich lange am männlichen Körper, was die Diagnostik bei Frauen erschwert hat.
7. Östrogen schützt Herz und Gefäße – mit seinem Abfall steigt das Risiko für Herz-Kreislauf-Erkrankungen deutlich an.
8. Zyklus, PMS und hormonelle Schwankungen beeinflussen Herzrhythmus, Stressreaktionen und Belastbarkeit.
9. In den Wechseljahren nehmen Herzrasen, Blutdruckveränderungen und Stresssensibilität häufig zu.
10. Herzgesundheit bei Frauen beginnt mit Wahrnehmung, Wissen und der Bereitschaft, die eigenen Symptome ernst zu nehmen.

WHEN THE POWER OF LOVE

overcomes the love of power the world will know peace.[45]

JIMI HENDRIX
SÄNGER UND GITARRIST

Energy, Baby!

EIN YOGISCHER BLICK AUF DAS HERZ

Energie ist ein Thema, das uns im Yoga häufig begegnet, auch im Zusammenhang mit den Chakras. Vielleicht geht es dir diesbezüglich wie vielen anderen auch. Man hat schon oft etwas über die Chakras gehört, kennt ihre Namen und weiß auch ungefähr, wo sie liegen sollen. Und trotzdem bleibt da manchmal ein großes Fragezeichen, weil man nicht so genau weiß, wie sich so ein Chakra anfühlen soll. Und wo genau spürt man eigentlich diese Energie, von der so oft die Rede ist?

Ich persönlich finde, dass das beim Herzchakra anders ist und dass es sich hier am einfachsten fühlen und erklären lässt. Ein warmes Herz, ein offener Brustraum, dieses Gefühl von Weite oder Nähe – das kennen wir. Dafür braucht es keine komplizierten Erklärungen. Das ist greifbar. Wir spüren es, wenn uns etwas berührt. Wenn wir lieben. Wenn wir uns öffnen. Und genauso spüren wir es, wenn wir uns verschließen, schützen oder innerlich zurückziehen.

In diesem Kapitel richten wir einen yogischen Blick auf das Herz. Wir tauchen ein in das Herzchakra, das im Zentrum unseres Chakrasystems liegt und eine besondere Rolle für unser inneres Gleichgewicht spielt. Wir beschäftigen uns mit der Bedeutung des Atems und mit drei zentralen Konzepten der Yogaphilosophie, die uns dabei unterstützen, ein offenes Herz im Alltag zu kultivieren: Bhakti-Yoga als Ausdruck von Hingabe und Vertrauen, Karma-Yoga als bewusstes, achtsames Handeln und Sankalpa als innere Ausrichtung des Herzens.

Das Herzchakra (Anahata-Chakra)

Wenn wir einen yogischen Blick auf unser Herz und den gesamten Brustraum richten, kommen wir an einem zentralen Thema nicht vorbei: dem Herzchakra. In meinem Buch *Hips don't lie* habe ich dir bereits einen Überblick über die Chakras gegeben und das Herzchakra kurz vorgestellt. In diesem Buch steht es nun im Mittelpunkt dieses Abschnitts, und wir nehmen uns Zeit, es genauer zu betrachten. Hier findest du noch einmal eine Abbildung aller Chakras:

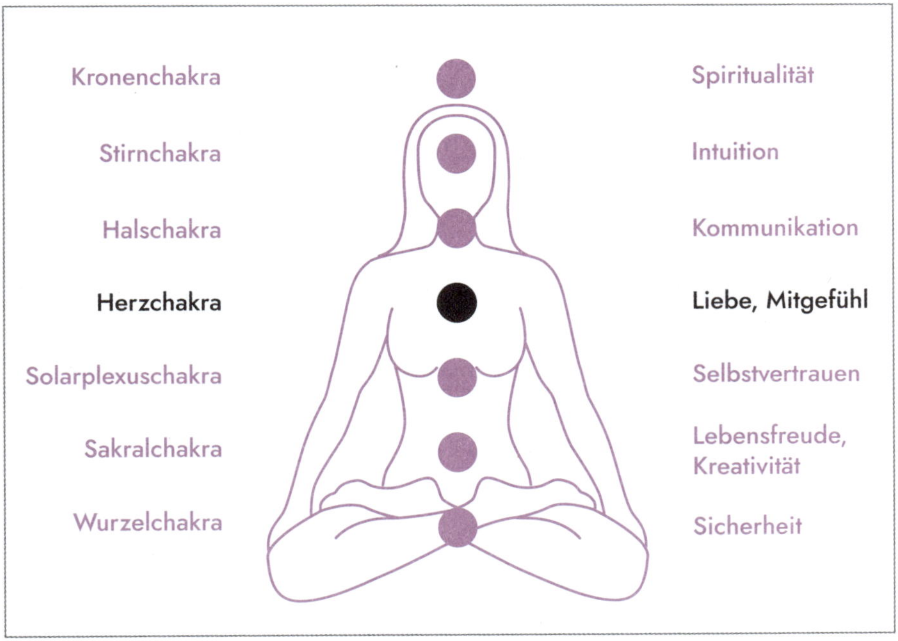

Die Chakras

Wie du siehst, liegt unser viertes Chakra, das Herzchakra, im Zentrum unseres Chakrasystems. Es befindet sich direkt in der Mitte unserer Brust, hinter dem Brustbein, auf Höhe des anatomischen Herzens. Die Energie des Herzchakras erstreckt sich über den gesamten Brustraum, also über den Bereich, den wir uns zuvor in der Anatomie angesehen haben.

Man sagt, dass die Energie des Herzchakras außerdem Einfluss auf den Kreislauf, die Haut, das Blut, die Hände, die Arme und die obere Rückenpartie hat. Auch die Thymusdrüse, die gerade bei der Immunabwehr eine große Rolle spielt, hängt eng mit der Aktivität dieses Chakras zusammen.

Das Herzchakra steht für Liebe, Mitgefühl, Menschlichkeit, Geborgenheit, Offenheit und Herzensgüte. Es geht in erster Linie um die tiefe Verbindung, die wir mit anderen Menschen haben, und um unsere Fähigkeit, Mitgefühl zu empfinden. Besonders zwischen dem 22. und 28. Lebensjahr wird das Herzchakra stark geprägt, einer Lebensphase, in der emotionale Verbindungen zu anderen Menschen eine zentrale Rolle spielen.[46]

Auf Sanskrit heißt dieses Chakra Anahata-Chakra, wobei Anahata so viel bedeutet wie »nicht angeschlagen« oder »unbeschädigt«. Meine liebste Übersetzung von Anahata ist »ohne Makel«. Wie schön ist bitte der Gedanke, dass das Herz ohne Makel ist?

Vielleicht fragst du dich, warum das Herz als unbeschädigt beschrieben wird. Ich verstehe Anahata so: Auch wenn wir im Laufe unseres Lebens verletzt werden und Erfahrungen machen, die uns prägen, bleibt die Energie des Herzchakras selbst ohne Makel und in ihrer Essenz erhalten.

Zwischen Denken und Fühlen

Das Herzchakra liegt genau in der Mitte unseres Chakrasystems, und das ist kein Zufall. Es ist die Brücke zwischen oben und unten, zwischen Körper und Geist, zwischen Denken und Fühlen, zwischen Kontrolle und Hingabe sowie zwischen dem Irdischen und dem Spirituellen.

Während die unteren Chakras, also Wurzel-, Sakral- und Solarplexuschakra, für unsere Basis, unsere Stabilität und unser Handeln stehen, sind die oberen Chakras, Hals-, Stirn- und Kronenchakra, mit Kommunikation, Intuition und Bewusstsein verbunden. Das Herzchakra bildet den Übergang zwischen diesen beiden Ebenen und verbindet das, was greifbar ist, mit dem, was wir nur fühlen können. Wenn diese Verbindung gestört ist, fühlen wir uns innerlich gespalten. Wir denken das eine, fühlen aber das andere. Wenn sie harmonisch fließt, handeln wir aus einer inneren Wahrheit heraus, die Kopf und Herz miteinander vereint.

Wenn das Herzchakra blockiert ist

Ist ein Chakra blockiert, ist damit gemeint, dass die Energie in diesem Bereich nicht frei fließen kann. Die Yogalehre beschreibt dabei drei Ebenen, auf denen das Herzchakra blockiert sein kann.

Körperliche Ebene

Auf körperlicher Ebene zeigt sich eine Blockade im Herzchakra häufig als ein nicht frei fließender Herzraum, der als Enge oder Spannung im Brustbereich wahrgenommen wird. Manche Menschen nehmen vermehrt Verspannungen im Schulter- und Nackenbereich wahr oder erleben den Atem als eingeschränkt oder weniger frei. In der yogischen Betrachtung wird der Brustraum eng mit Atem und Haltung verbunden, weshalb sich innere Anspannung hier häufig auch körperlich widerspiegelt.

Emotionale Ebene

Emotional kann ein verschlossener Herzraum dazu führen, dass wir uns zurückziehen oder vorsichtiger werden. Gefühle wie Einsamkeit, Misstrauen oder innere Härte können entstehen, ebenso der Wunsch, sich zu schützen, um nicht verletzt zu werden. Gleichzeitig kann sich auch ein starkes Bedürfnis nach Nähe oder Bestätigung zeigen. All das sind mögliche Ausdrucksformen eines Herzens, das sich nach Sicherheit und Verbindung sehnt.

Innere und spirituelle Ebene

Auf einer inneren Ebene kann es sich so anfühlen, als wäre der Zugang zu Mitgefühl, Vertrauen oder Selbstannahme erschwert. Wir handeln dann oft aus dem Kopf heraus und verlieren den Kontakt zu dem, was wir eigentlich fühlen. In der Yogalehre wird dies als Einladung verstanden, dem Herzraum wieder mehr Aufmerksamkeit zu schenken.

Wenn das Herzchakra im Gleichgewicht ist

Ein ausgeglichenes Herzchakra schenkt uns das Gefühl, zu Hause zu sein – in uns selbst und in der Welt. Wir fühlen uns verbunden, getragen und innerlich ruhig. Typische Empfindungen eines harmonischen Herzchakras sind ein tiefes Gefühl von Frieden und innerer Balance. Es zeigt sich in einer spürbaren Verbundenheit mit anderen Menschen, mit der Natur und mit dem Leben selbst. Selbstliebe, Mitgefühl und aufrichtige Dankbarkeit sind dann ganz selbstverständlich präsent.

Ein ausgeglichenes Herzchakra unterstützt uns dabei, gesunde Beziehungen zu führen und klare Grenzen zu setzen, ohne dabei Angst zu haben, Liebe zu verlieren. Es bringt Lebensfreude, Leichtigkeit und die Bereitschaft mit sich, sich berühren zu lassen, von Worten, von Begegnungen und vom Leben.

Wenn das Herzchakra im Gleichgewicht ist, fließt Energie frei zwischen oben und unten, zwischen Kopf und Körper sowie zwischen Denken und Fühlen.[47] Das stärkt nicht nur unsere Fähigkeit zu lieben, sondern auch das Vertrauen in uns selbst, die innere Stabilität und die Freude am Leben.

Die Energie des Herzchakras hat großen Einfluss auf unsere Gesundheit und unser Wohlbefinden. Wir sollten uns also regelmäßig die Zeit nehmen, die Themen unseres Herzchakras genauer anzuschauen und darüber zu reflektieren. Daher mache ich dir im Anschluss einen Vorschlag für eine Reflexionsübung und gebe dir dazugehörige Reflexionsfragen mit. Lass uns einen Blick auf die zentralen Themen des Herzchakras werfen.

Die Themen des Herzchakras

- Liebe
- Mitgefühl
- Vertrauen
- Geborgenheit
- Selbstliebe
- Vergebung
- Dankbarkeit
- Freude
- Heilung
- Akzeptanz
- Verbindung zu anderen Menschen
- Balance zwischen Geben und Empfangen
- emotionale Offenheit
- Beziehungen und Bindung
- Einheit von Körper, Geist und Seele
- Entwicklungsphase: 22. bis 28. Lebensjahr

Reflexionsübung zum Herzchakra

Nimm dir etwas zum Schreiben – etwa dein Tagebuch oder ein besonderes Notizbuch, das du nur für solche Momente nutzt. Wenn du möchtest, zünde dir eine Kerze an oder lege eine Hand auf dein Herz, um dich innerlich zu verbinden. Finde einen ruhigen Ort, an dem du dich wohlfühlst, und schließe deine Augen. Nimm dir 10 bis 15 Minuten Zeit, um in deinen Herzraum hineinzuspüren.

Lenke deine Aufmerksamkeit auf die Mitte deiner Brust, dorthin, wo du dein Herz schlagen spürst. Atme ruhig und gleichmäßig. Mit jedem Atemzug darf dein Brustkorb weicher und offener werden. Nimm wahr, was in dir geschieht. Welche Gefühle zeigen sich? Welche Erinnerungen, Menschen oder Situationen tauchen auf, wenn du dich mit deinem Herzen verbindest? Wenn du nach einigen Minuten bereit bist, öffne deine Augen und schreibe alles auf, was du gerade gefühlt, gedacht oder wahrgenommen hast.

Im Anschluss gehst du die folgenden Reflexionsfragen durch und notierst dir deine Antworten. Lass dir Zeit und schreibe ehrlich und intuitiv – dein Herz weiß, was es dir sagen möchte.

Reflexionsfragen zum Herzchakra

1. Wann fühlst du dich mit deinem Herzen verbunden und in welchen Momenten erlebst du eher Verschlossenheit?
2. Wie leicht fällt es dir, Liebe zu geben, und wie leicht fällt es dir, Liebe anzunehmen?
3. Gibt es Menschen (einschließlich dir selbst), denen du vergeben möchtest?
4. Wie reagierst du auf Verletzungen und was hilft dir, danach wieder in die Offenheit zurückzufinden?

5. Was bedeutet Selbstliebe für dich, und wie zeigt sie sich ganz konkret in deinem Alltag?
6. Wann hast du das letzte Mal echte Verbundenheit gespürt, mit dir selbst oder mit einem anderen Menschen?
7. Gibt es alte Wunden oder Enttäuschungen, die dein Herz noch beschäftigen oder belasten?
8. Auf welche Weise zeigst du anderen Menschen deine Zuneigung und deine Wertschätzung?
9. In welchen Situationen fühlst du dich innerlich weit, offen und lebendig?
10. Was kannst du heute tun, um deinem Herzen ein wenig mehr Raum zu schenken und es behutsam weiter zu öffnen?

Wenn du möchtest, kannst du am Ende dieser Übung deine wichtigsten Erkenntnisse zusammenfassen oder eine kleine Herz-Affirmation formulieren. Sie kann dich daran erinnern, wie stark und kraftvoll ein offenes Herz ist. Hier findest du einige Beispiele für eine Herz-Affirmation:

> Ich begegne mir und anderen mit Offenheit und Vertrauen.
>
> Ich erlaube mir, zu fühlen – ohne mich dafür zu entschuldigen.
>
> Ich darf Nähe zulassen und Grenzen wahren.

Der Atem – die Brücke zum Herzen

Jedes Chakra ist einem Element zugeordnet. Das Herzchakra steht im Zeichen des Elements Luft. Luft symbolisiert Bewegung, Weite, Freiheit und Leichtigkeit. Über den Atem können wir genau diese Qualitäten in uns wahrnehmen. Er bewegt den gesamten Brustraum ununterbrochen und bringt alles in uns in Fluss: Emotionen, Gedanken und Energie. Wenn der Atem frei fließt, fühlt sich auch das Herz weit an. Wenn er stockt, spüren wir das meist sofort, zum Beispiel als Enge, als Druck oder als das Gefühl, nicht richtig durchatmen zu können.

Atem bedeutet Leben und pure Energie. Wir atmen, ohne darüber nachzudenken. Und doch ist der Atem das, was uns vom ersten bis zum letzten Moment trägt. Er begleitet uns leise, stetig und verlässlich.

Genau deshalb spielt er auch im Yoga eine zentrale Rolle. Der Atem gilt als eine der wichtigsten Säulen der Praxis, denn er verbindet Körper, Geist und Seele auf eine Weise, wie es kaum etwas anderes vermag.

Im Yoga nennen wir den Atem »Prana«. Doch Prana ist mehr als nur der physische Atem. Prana bedeutet Lebensenergie. Sie durchströmt alles Lebendige, fließt in uns und um uns herum und verbindet uns mit der Welt. Wenn der Atem frei fließt, bewegt sich auch Prana harmonisch durch unsere Chakras. Und solange Prana frei fließt, fühlen wir uns kraftvoll, geerdet, präsent, offen und klar. Wird der Atem jedoch flach, etwa durch Stress, Anspannung oder emotionale Belastung, beginnt auch Prana zu stocken. Wir fühlen uns dann erschöpft, leer oder innerlich abgeschnitten. Das unterstreicht noch einmal, wie eng der Atem mit unserem Brustraum, den Chakras und einem offenen Herzen verbunden ist.

Um diesen Energiefluss in Bewegung zu halten, üben wir im Yoga *Pranayama*, die bewusste Lenkung und Ausdehnung des Atems. *Prana* bedeutet wie gesagt Lebensenergie, *Ayama* heißt Ausdehnung oder Kontrolle. Pranayama ist also die Kunst, den Atem zu führen, um Körper und Geist in Einklang zu bringen. Dabei geht es nicht darum, den Atem zu beherrschen, sondern ihn bewusst zu erleben, als das, was er ist: Lebenskraft.

Im Alltag schenken wir unserem Atem kaum Beachtung, weil er automatisch funktioniert. Doch wenn wir uns Zeit nehmen, ihn bewusst wahrzunehmen, merken wir, wie er uns beruhigt, nährt und neu belebt. Wahrscheinlich geht es dir wie den meisten von uns. Du atmest, aber selten bewusst. Was hältst du davon, wenn wir das jetzt ändern?

Lass uns gemeinsam eine kurze Atemübung machen, um die Wirkung des bewussten Atmens direkt zu spüren. Du wirst überrascht sein, wie kraftvoll schon wenige bewusste Atemzüge sein können. Vielleicht inspiriert dich diese kleine Übung sogar dazu, solche Atempausen regelmäßig in deinen Alltag einfließen zu lassen.

Miniübung: Ankommen im Atem

Setze dich bequem hin und entspanne deine Schultern, dein Gesicht, deine Stirn, deine Wangen und deinen Kiefer.

→ Atme einmal tief durch die Nase ein und langsam durch den Mund wieder aus. Finde dann zu einem für dich natürlichen Atemrhythmus und beobachte, wie du ein- und ausatmest.

→ Lass den Atem ganz natürlich fließen, ohne etwas zu verändern.

→ Wenn du magst, lege eine Hand auf deinen Bauch und eine auf dein Herz.

→ Spüre, wie sich dein Körper mit jedem Atemzug bewegt. Nimm wahr, wie sich der Brustkorb hebt und senkt, wie du mit jeder Einatmung etwas weiter wirst und mit jeder Ausatmung loslässt.

→ Bleibe für ein bis zwei Minuten bei diesem Atem, oder so lange, wie es dir guttut.

→ Öffne dann langsam deine Augen und spüre für einen Moment nach.

Wie fühlst du dich jetzt? Konntest du spüren, wie der Atem dich beruhigt, zentriert und gleichzeitig belebt? Diese kleine achtsame Übung ist bereits eine Form von Pranayama. Im späteren Kapitel »Let's get physical« im Abschnitt »Atemübungen für ein offenes Herz« (→ Seite 142) findest du weitere einfache, aber tief wirksame Atemtechniken, die auf unterschiedliche Weise wirken.

What goes around comes around – Leben aus dem Herzen

Mit einer bewussten und freien Atmung öffnet sich nicht nur unser Brustraum, sondern auch unser Bewusstsein. Ein offenes Herz ist kein Zustand, den man einmal erreicht und dann für immer behält. Es ist auch mehr als eine aufrechte Körperhaltung. Vielmehr ist es eine innere Haltung dem Leben gegenüber. Sie zeigt sich darin, wie wir lieben, wie wir vertrauen, wie wir vergeben, und vor allem darin, wie wir handeln. Und genau das ist eine tägliche Entscheidung.

In der Yogaphilosophie gibt es verschiedene Wege, diese Herzenshaltung zu kultivieren. Zwei davon sind Bhakti-Yoga und Karma-Yoga. Vielleicht erwartest du an dieser Stelle konkrete Yogaübungen. Doch Bhakti und Karma beschreiben zunächst eine innere Haltung. Eine Ausrichtung des Herzens, aus der jede äußere Bewegung entsteht. Sie lehren uns, Liebe nicht nur zu empfinden, sondern sie im Alltag zu leben. Ergänzend dazu hilft uns das Konzept des Sankalpa, die bewusste Ausrichtung des Herzens immer wieder neu zu verankern.

Diese drei yogischen Ansätze möchte ich dir als Inspiration für ein Leben mit einem offenen Herzen vorstellen. Mir ist bewusst, dass die Begriffe zunächst komplex klingen können. Aber keine Sorge, es gibt keine Prüfung am Ende. Es sind drei Impulse, die sich ganz konkret in den Alltag integrieren lassen. Auch Montagfrüh, noch vor dem ersten Kaffee.

Bhakti-Yoga – Hingabe und Vertrauen

In der traditionellen Yogaphilosophie wird Bhakti mit Hingabe übersetzt. Gemeint ist dabei die Hingabe an das Göttliche oder an eine höhere Kraft, verstanden als das, was größer ist als wir selbst. Diese Form der Hingabe ist weniger religiös gemeint, als es auf den ersten Blick erscheinen mag. Sie beschreibt vielmehr eine innere Haltung des Vertrauens und der Öffnung.

Ich bin ein großer Verfechter davon, dass wir Teile der Yogaphilosophie so für uns übersetzen dürfen, dass sie in unser Leben passen. Für manche Menschen bedeutet Bhakti die Hingabe an Gott. Für andere ist es die Hingabe an das Universum, an die Natur, an das Leben selbst oder an ein Gefühl von innerer Führung.

Ich selbst verstehe Bhakti als Hingabe an das Leben und als Vertrauen in das, was ist. Für mich bedeutet Bhakti, loszulassen, nicht alles kontrollieren, planen oder festhalten zu wollen, sondern dem Leben mit einem offenen Herzen zu begegnen und anzunehmen, was sich zeigt.

Bhakti-Yoga lädt uns ein, das Herz zu öffnen, statt Gefühle festzuhalten oder zu unterdrücken. Er erinnert uns daran, dass Fühlen kein Zeichen von Schwäche ist, sondern Ausdruck von Lebendigkeit. Emotionen dürfen da sein. Sie sind Energie in Bewegung und können uns, wenn wir ihnen Raum geben, tiefer mit unserem Herzen verbinden. Bhakti beginnt nicht in großen spirituellen Momenten, sondern im Alltag:

- wenn du dankbar bist, ohne einen bestimmten Grund.
- wenn du weinst und dich dafür nicht schämst.
- wenn du jemanden wirklich siehst, nicht mit den Augen, sondern mit dem Herzen.

In diesen Momenten fließt Hingabe. Dann wird Bhakti zu einer leisen Bewegung des Herzens, ehrlich, echt und so alltäglich wie das Atmen.

Bhakti bedeutet, dich dem Leben hinzugeben. Mit Vertrauen, mit Liebe und mit einem offenen Herzen.

Karma-Yoga – Handeln aus dem Herzen

Den Begriff Karma kennst du sicherlich. Im Alltag verbinden wir ihn oft mit der Vorstellung, dass jemand gutes oder schlechtes Karma hat oder dass jemand, der uns Unrecht getan hat, irgendwann bekommt, was er verdient. Und Hand aufs Herz: Wer hat nicht schon einmal gedacht, dass der gemeine Chef ruhig mal stolpern dürfte oder dass dem Ex-Partner gern die heiße Kaffeetasse in den Schoß fallen könnte? Wenn es dann tatsächlich passiert, denken wir: Na siehst du, Karma.

Aber Karma ist kein Lieferservice für Gerechtigkeit. So schade das manchmal auch sein mag. Natürlich wünschen wir niemandem wirklich etwas Schlechtes. Diese kleinen Fantasien zeigen jedoch oft, dass da etwas in uns noch berührt oder verletzt ist. Ein Teil von uns sehnt sich nach Ausgleich und nach Gerechtigkeit.

Das Gesetz des Karmas beschreibt das Prinzip von Ursache und Wirkung. Jede Handlung, jeder Gedanke und jedes Wort haben eine Wirkung. Nicht als Strafe oder Belohnung, sondern als natürliche Folge dessen, was wir in Bewegung setzen. So wie ein Stein, den wir ins Wasser werfen, Kreise zieht, breitet sich auch unsere innere Haltung in der Welt aus. Was wir denken, sagen und tun, wirkt auf uns selbst, auf andere und auf das Leben um uns herum. Karma-Yoga sollte jedoch nicht mit dem Gesetz des Karmas verwechselt werden.

Karma bedeutet übersetzt zunächst einmal Handeln. Während das Gesetz beschreibt, dass jede Handlung eine Folge hat, ist Karma-

Yoga ein bewusster Übungsweg. Es ist eine Lebenspraxis, die uns lehrt, mit Achtsamkeit, Klarheit und innerer Aufrichtigkeit zu handeln. Deshalb wird Karma-Yoga auch als der Yoga der Tat oder Yoga des selbstlosen Handelns bezeichnet.

Jeden Tag treffen wir unzählige Entscheidungen, große wie kleine. Wie wir auf Menschen reagieren, wie wir über Situationen denken und wie wir handeln, wenn niemand zusieht. All das formt unser Leben weit mehr, als uns oft bewusst ist. Karma-Yoga erinnert uns daran, dass die Absicht hinter unserem Handeln entscheidend ist. Ob wir aus Angst oder aus Vertrauen handeln, aus Pflichtgefühl oder aus Liebe, aus Kontrolle oder aus Hingabe. Diese innere Haltung bestimmt die Energie, die wir in die Welt geben.

Karma-Yoga zeigt sich vor allem in den kleinen Momenten des Alltags. Wenn du jemandem zuhörst, statt recht haben zu wollen. Wenn du hilfst, ohne dich aufzudrängen. Wenn du vergibst, obwohl du verletzt bist. Wenn du eine Grenze setzt, ohne Schuldgefühle zu empfinden. Wenn du ehrlich bleibst, auch wenn es unbequem ist.

GOOD to know

In Momenten, in denen ich vor schweren Entscheidungen stehe oder nicht genau weiß, wie ich mich verhalten soll, stelle ich mir eine Frage: *Was würde die Liebe tun?* Diese Frage hat mir schon oft geholfen, mich innerlich auszurichten, wieder Orientierung zu finden und stimmige Entscheidungen zu treffen.

Wenn du Dinge tust, weil sie sich stimmig anfühlen, und nicht, um Eindruck zu machen. Und vor allem wenn du hilfst, ohne eine Gegenleistung zu erwarten. Dann lebst du Karma-Yoga. Mitten im Leben, nicht auf der Matte, sondern aus dem Herzen heraus. So wird Handeln zur Herzenspraxis und jeder Tag zu einer Einladung, bewusster zu leben.

Sankalpa – die bewusste Ausrichtung des Herzens

Karma-Yoga ist also der Weg des bewussten Handelns, und Sankalpa ist die innere Absicht, aus der dieses Handeln entsteht. Das Wort Sankalpa gehört zu den Sanskrit-Begriffen mit vielen Bedeutungen, und genau das macht es so spannend. Je nach Kontext kann Sankalpa Wille, Absicht, Entschluss, Gedanke, Idee, Gelübde oder Vorsatz bedeuten. In der Yogapraxis wird es häufig mit Entschluss, Absicht oder innerem Wunsch übersetzt.[48] Im Kern geht es immer um eines: eine klare, liebevolle Ausrichtung des Herzens.

Ein Sankalpa ist kein gewöhnlicher Vorsatz. Es ist kein »Ich will mehr Sport machen« oder »Ich sollte gelassener sein«. Ein Sankalpa entsteht nicht im Kopf, sondern aus der Tiefe des Herzens. Es ist ein inneres Versprechen an dich selbst, leise, ehrlich und beständig. Während Ziele meist auf das Tun ausgerichtet sind, richtet sich ein Sankalpa auf das Sein, auf die Haltung, aus der du handelst. Man kann sagen, ein Sankalpa ist wie ein innerer Kompass. Es erinnert dich daran, wer du wirklich bist und wohin du dich ausrichten möchtest, auch dann, wenn das Leben laut ist.

Ein Sankalpa entsteht aus der tiefen Frage, was dir in deinem Leben wirklich wichtig ist. Die Antwort darauf kann nur aus dir selbst kommen. Sie ist persönlich, individuell und verändert sich mit dir. Es ist kein Gedanke, den man erzwingen kann, sondern eher eine Spur, der du intuitiv folgst. Wenn du dich auf die Suche nach deinem Sankalpa machst, lass dir Zeit. Am Anfang tauchen oft viele Wünsche auf, die sich gleich wichtig anfühlen. Das ist völlig normal. Mit der Zeit wirst du spüren, welche davon eher oberflächlich sind und welcher Wunsch tief in dir klingt.

Dabei kann sich zeigen, dass du auf zwei Ebenen suchst. Einerseits nach einem übergeordneten Lebensthema, das dich langfristig begleitet, und andererseits nach einer kleineren Ausrichtung, die dich gerade jetzt unterstützt. Beides darf nebeneinander existieren. Du darfst mehrere Sankalpas haben.

Oft wird ein Sankalpa mit einer Affirmation verwechselt. Beide können ähnlich klingen, wirken jedoch auf unterschiedlichen Ebenen. Eine Affirmation ist meist ein bewusst formulierter, motivierender Satz, den du im Alltag nutzt, um dein Denken positiv zu beeinflussen, etwa »Ich bin stark« oder »Ich bin voller Energie«. Ein Sankalpa entsteht tiefer. Es entspringt dem Herzen und wird häufig in einem Zustand der Ruhe formuliert, zum Beispiel während einer Meditation oder im Yoga Nidra, wenn Geist und Körper still werden. Ein Sankalpa ist keine Forderung, sondern eine Erinnerung. Keine Aufforderung, sondern eine Rückverbindung mit deiner inneren Wahrheit.

Wenn du dein Sankalpa formulierst, halte es kurz, positiv und in der Gegenwart, so, als wäre es bereits Wirklichkeit. Weniger ist hier tatsächlich mehr. Wenn du dein Sankalpa liest und dabei innerlich ein Gefühl von Weite, Ruhe oder Wärme spürst, dann ist es stimmig.

Ein Sankalpa entfaltet seine Wirkung nicht durch bloße Wiederholung, sondern durch Bewusstsein. Sprich es in Momenten der Ruhe, morgens vor dem Aufstehen, während der Meditation oder beim Einschlafen. Wichtig ist nicht, wie oft du es wiederholst, sondern wie ehrlich du es fühlst. Bleibe ein paar Wochen bei deinem Sankalpa und beobachte, was sich in deinem Leben verändert. Manchmal wandelt es sich mit dir, und dann darfst du es liebevoll anpassen.

Miniübung: Finde dein Sankalpa

Nimm dir einen Moment Zeit für dich. Setze dich bequem hin, lege eine Hand auf dein Herz und schließe die Augen. Spüre deinen Atem, wie er kommt und geht. Lasse die Gedanken langsam zur Ruhe kommen. Wenn du magst, nimm dir ein Notizbuch oder dein Journal zur Hand. Frage dich nun ganz ehrlich:

→ Was wünsche ich mir, nicht aus dem Kopf, sondern aus meinem Herzen?
→ Was fehlt mir gerade wirklich?
→ Wonach sehnt sich mein Innerstes?

Das können Ruhe, Vertrauen, Liebe oder Klarheit sein. Es muss nichts Großes sein. Oft sind die einfachsten Worte die kraftvollsten. Lass die Antwort leise entstehen, ohne sie zu erzwingen. Vielleicht ist es zuerst nur ein Gefühl, ein Bild oder ein einzelnes Wort. Halte es fest. Formuliere daraus einen Satz, der sich für dich warm und stimmig anfühlt. Nutze dein Sankalpa als deinen inneren Kompass.

Hier ein paar Inspirationen, falls du noch nicht weißt, wie dein Sankalpa klingen könnte:

⟶ Ich bin ruhig und verbunden.
⟶ Ich vertraue dem Leben.
⟶ Ich öffne mein Herz für das, was kommt.
⟶ Ich bin sicher.
⟶ Ich bin Liebe.
⟶ Ich bin kraftvoll und klar.
⟶ Ich darf loslassen.
⟶ Ich wähle Vertrauen.
⟶ Ich bin im Frieden mit mir.
⟶ Ich lebe mit Leichtigkeit und Freude.

Herzöffnende Haltungen haben eine starke Wirkung auf unseren Körper und unser mentales Wohlbefinden. Sie können dabei helfen, den Herzraum wieder weiter werden zu lassen und das, was wir innerlich ausrichten, im Körper zu verankern. Durch gezielte Übungen wird der Brustkorb offener, der Atem freier und Prana, unsere Lebensenergie, kommt wieder in Fluss.

Im nächsten Kapitel findest du Übungen, die genau das unterstützen und dir helfen, den Herzraum bewusst zu öffnen.

HEART Facts

1. Das Herzchakra Anahata liegt im Zentrum des Chakrasystems und verbindet Körper und Geist sowie Denken und Fühlen.
2. Es steht für Liebe, Mitgefühl, Verbundenheit und die Fähigkeit, Nähe zuzulassen, ohne sich selbst zu verlieren.
3. In der Yogalehre gilt das Herzchakra als Brücke zwischen den unteren Chakras der Stabilität und den oberen Chakras des Bewusstseins.
4. Ein nicht frei fließender Herzraum kann sich im Erleben von Enge, Zurückhaltung oder innerer Distanz widerspiegeln, körperlich wie emotional.
5. Ein ausgeglichenes Herzchakra zeigt sich in innerer Ruhe, Offenheit, gesunden Beziehungen und der Fähigkeit, klare Grenzen zu setzen.
6. Der Atem ist die zentrale Verbindung zum Herzraum und beeinflusst unmittelbar Weite, Haltung und innere Balance.
7. Prana bezeichnet im Yoga die Lebensenergie, die über den Atem und feine Energiekanäle durch den Körper fließt.
8. Pranayama ist die bewusste Lenkung des Atems und unterstützt einen freien Energiefluss im Herzraum.
9. Bhakti-Yoga beschreibt eine Haltung von Hingabe und Vertrauen als Grundlage für ein offenes Herz im Alltag.
10. Karma-Yoga und Sankalpa helfen, bewusst zu handeln und das Leben aus einer klaren, liebevollen Herzensausrichtung zu gestalten.

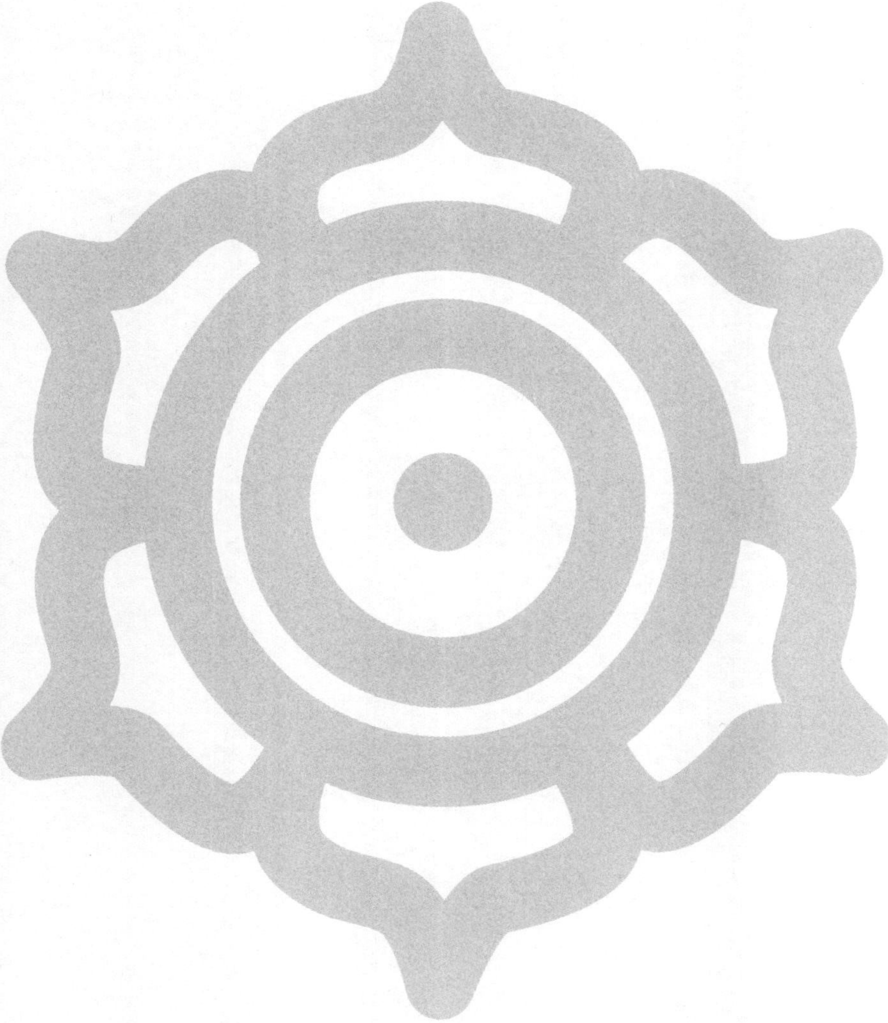

THE MIND AND BODY

communicate through movement. Keep them both active.[49]

CARRIE MYERS SMITH
LIFE- UND FITNESSCOACH

Let's get physical

Ich freue mich sehr, dass wir jetzt gemeinsam ein paar Übungen machen, die sich positiv auf dein Herz und den gesamten Brustraum auswirken.

Die Übungen wirken nicht nur körperlich, sie verbinden dich auch mit deinem Herzen. Manchmal können sie auch Emotionen freisetzen. Sollte das passieren, lass das gerne zu und freue dich über jede Emotion, die sich dir zeigen möchte.

Du kannst die Übungen in der Reihenfolge absolvieren, in der ich sie dir vorstelle, oder sie als Inspiration sehen und sie in deine gängige Routine einbauen. Die meisten Übungen kannst du ohne jegliches Equipment machen. Für einige wenige benötigst du eine Faszienrolle und einen Yogagurt. Statt einer Faszienrolle kannst du auch eine gerollte Decke nutzen und den Gurt kannst du durch ein Handtuch ersetzen.

Es gibt zwei Übungen, die du vielleicht aus meinem Buch *Hips don't lie* kennst. Ich habe sie hier noch einmal integriert, weil sie ebenso wichtig für ein offenes Herz sind. Die erste Übung ist der Krieger 1, dieses Mal mit Fokus auf den Brustraum, und die zweite Übung stärkt den Psoas (Hüftbeuger). Ein starker Hüftbeuger hat große Auswirkungen auf unsere Körperhaltung, und somit auf einen offenen Brustraum. Die Übungen aus *Hips don't lie* sind eine großartige Ergänzung zu den Übungen aus *Open your heart*. Fühle dich also jederzeit frei, die Übungen miteinander zu kombinieren.

Die Herzquickies für den Alltag und das Büro sollen dich tagtäglich dabei unterstützen, kurze, aber effiziente Übungen zur Herzöffnung in deinen Alltag einzubauen. Sie sind perfekt für zwischendurch, lösen Verspannungen, geben dir Energie und öffnen deinen Brustraum.

Außerdem findest du in diesem Kapitel Atemübungen für ein offenes Herz, Übungsprogramme sowie Inspirationen für eine innere Praxis. Solltest du Atemübungen in deine Praxis integrieren wollen, lies bitte unbedingt meine Hinweise zu den Dos and Don'ts.

Bitte führe die Übungen achtsam und mit Freude aus und höre dabei immer auf deinen Körper. Solltest du bei einer Übung Schmerzen verspüren, ist das ein Zeichen dafür, die Übung zu verändern oder vorher noch einmal mit einem Arzt oder einer Therapeutin zu sprechen.

Ich möchte an dieser Stelle auch noch einmal darauf hinweisen, dass meine Übungen keine medizinische Behandlung oder Therapie ersetzen. Die Übungen richten sich an gesunde Menschen ohne Vorerkrankungen.

Die Struktur der Übungen

Jede Übungsbeschreibung ist so aufgebaut, dass du den Namen der Übung direkt oben findest und gleich darunter ein bis zwei Abbildungen. Anschließend erkläre ich dir die Übung Schritt für Schritt und gebe dir Variationen sowie hilfreiche Hinweise und Tipps mit an die Hand. Sei ruhig ein wenig experimentierfreudig und probiere aus, welche Varianten sich für dich gut anfühlen und dir Freude bereiten. Die Übungen sollen dich unterstützen und stärken. Sie dürfen fordern, sollten jedoch niemals Schmerzen verursachen. Vertraue dabei deinem Körper, denn er gibt dir jederzeit ehrliches Feedback.

Neben den deutschen Bezeichnungen nutze ich gelegentlich die Namen der Übungen aus dem Sanskrit, sofern es sich um eine Yogahaltung handelt.

Die Übungen sind in verschiedene Kategorien eingeteilt, etwa den Brustraum öffnen und dehnen, Mobilität für ein offenes Herz oder klassische Herzöffner aus dem Yoga. Viele Übungen wirken auf mehreren Ebenen und könnten daher mehreren Kategorien zugeordnet werden. Ich habe mich jeweils bewusst für eine Hauptkategorie entschieden, die ich als vorrangig empfinde.

Lass uns loslegen und unser Herz öffnen! Hast du Lust?

Den Brustraum öffnen und dehnen

Herzöffnung

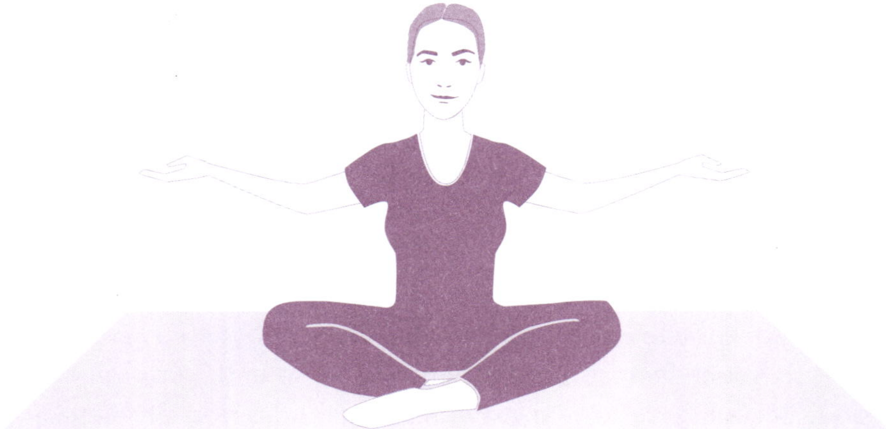

Schritt-für-Schritt-Anleitung

Startposition: Setze dich bequem in den Schneidersitz oder auf die vordere Kante eines Stuhls. Achte darauf, dass deine Wirbelsäule aufgerichtet ist. Die Sitzbeinhöcker sind gleichmäßig geerdet und die Schultern sinken entspannt nach hinten unten.
Arme ausbreiten: Führe deine Arme lang zur Seite auf Schulterhöhe. Die Ellbogen dürfen dabei leicht gebeugt bleiben.
Herzraum öffnen: Atme tief ein und führe deine Arme nun leicht hinter den Körper, so weit, dass du eine sanfte Dehnung über die Brustmuskulatur spürst. Der Brustkorb hebt sich, das Herz öffnet sich nach vorne, und die Schulterblätter nähern sich sanft an.

Atmen und Position halten: Halte die Position und atme ruhig weiter. Mit jeder Einatmung entsteht mehr Weite und mit jeder Ausatmung wird deine Muskulatur ein bisschen weicher. Dein Blick kann geradeaus oder leicht nach oben gerichtet sein.
Dauer: Halte die Position gerne 1 bis 2 Minuten oder so lange, wie sich die Dehnung angenehm anfühlt.

Variation

- **Sanfte Armbewegungen:** Alternativ kannst du die Arme achtsam und sanft im Einklang mit deinem Atem nach vorne und nach hinten bewegen, um zusätzlich deine Schultern zu mobilisieren.

Tipps & Hinweise

- Achte darauf, dass du nicht ins Hohlkreuz fällst. Die Rippen bleiben sanft integriert, der Bauch leicht aktiv.
- Spüre bewusst in deinen Herzraum hinein.
- Diese Übung eignet sich auch wunderbar als kleine Pause zwischendurch, besonders, wenn du viel am Schreibtisch sitzt oder dich nach Weite sehnst.

Herzöffnung mit verschränkten Händen

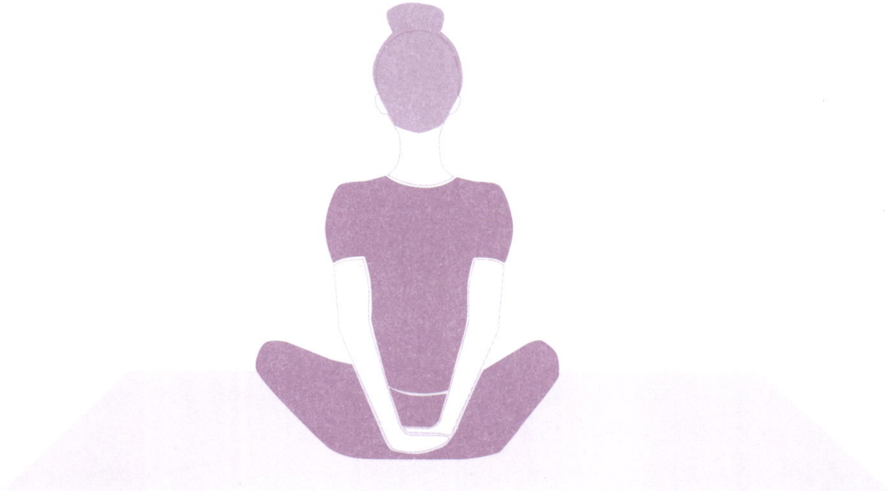

Schritt-für-Schritt-Anleitung

Startposition: Setze dich bequem aufrecht in den Schneidersitz oder auf einen Stuhl. Achte darauf, dass dein Rücken lang ist, die Schultern entspannt nach hinten unten sinken und du deine Kopfspitze sanft nach oben hebst.
Hände verschränken: Führe nun deine Arme hinter den Rücken und verschränke die Finger ineinander. Die Handflächen zeigen dabei nach innen. Lass die Schultern zuerst weich werden, bevor du die Bewegung vertiefst.
Herzraum öffnen: Atme tief ein und ziehe deine Hände dabei sanft nach hinten unten. Atme aus und ziehe sie leicht nach oben, so weit, wie es sich angenehm anfühlt. Spüre, wie sich dein Brustkorb öffnet, die Schlüsselbeine weiten und dein Herz Raum bekommt.

Atmen und Position halten: Bleibe in der Position, atme ruhig und gleichmäßig. Mit jeder Einatmung darf Weite entstehen, mit jeder Ausatmung dürfen Spannung und Enge weichen. Halte den Nacken lang und den Blick sanft nach vorn oder leicht nach oben gerichtet.
Dauer: Halte die Position 1 bis 2 Minuten und atme gleichmäßig weiter.

Variationen

- **Handtuch nutzen:** Wenn dir das Verschränken der Hände schwerfällt, kannst du ein Handtuch zwischen die Hände nehmen.
- **Arme bewegen:** Für eine dynamische Variante kannst du mit jeder Einatmung die Arme leicht anheben und mit der Ausatmung wieder etwas senken. Ganz klein und achtsam.

Tipps & Hinweise

- Achte darauf, dass dein unterer Rücken stabil bleibt und du nicht ins Hohlkreuz fällst. Die Rippen bleiben sanft integriert.
- Lass die Bewegung aus dem Herzen entstehen, nicht aus Kraft.

Seitneige

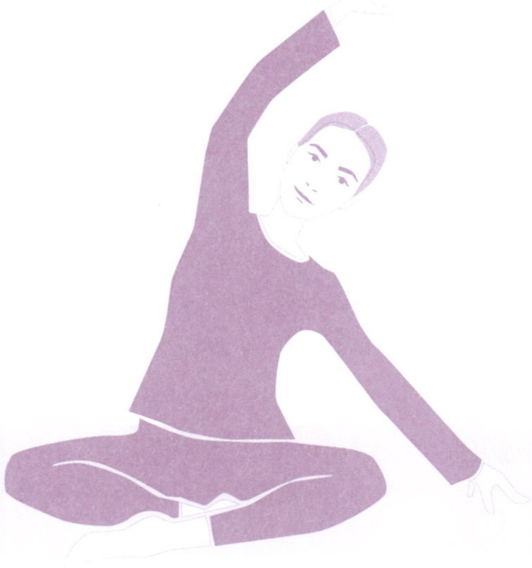

Schritt-für-Schritt-Anleitung

Startposition: Setze dich in den Schneidersitz oder bleibe aufrecht auf einem Stuhl sitzen. Deine Wirbelsäule ist lang, der Atem fließt ruhig. Lege eine Hand locker neben dir auf den Boden oder an die Sitzfläche, um Stabilität zu finden.

Arm heben: Mit der nächsten Einatmung führst du den anderen Arm nach oben über den Kopf. Spüre, wie du Länge in der gesamten Körperseite schaffst.

Seitneige: Atme aus und neige dich sanft zur gegenüberliegenden Seite. So weit, bis du eine angenehme Dehnung entlang der Flanke und im seitlichen Brustkorb spürst. Achte darauf, dass beide Sitzbeinhöcker möglichst am Boden oder auf der Sitzfläche bleiben.

Atmen und Position halten: Bleibe in dieser Position und atme tief ein und aus. Mit jeder Einatmung darf sich der Brustkorb seitlich ausdehnen, mit jeder Ausatmung kannst du etwas weicher in die Dehnung sinken. Spüre, wie die Rippenbögen sich öffnen und Raum für den Atem entsteht.
Dauer: Halte die Position 1 bis 2 Minuten, dann wechsle behutsam die Seite.

Variationen

- **Armhaltung variieren:** Wenn du magst, kannst du den oberen Arm leicht beugen oder die Hand hinter dem Kopf platzieren.
- **Blick anpassen:** Du kannst den Blick nach oben zur Decke oder nach unten zum Boden richten. Wähle, was dein Nacken erlaubt.

Tipps & Hinweise

- Achte darauf, dass du dich nicht nach vorne bzw. unten drehst. Bleibe mit dem Brustkorb weit geöffnet.
- Ziehe die Schultern sanft von den Ohren weg, damit der Nacken frei bleibt.
- Stelle dir vor, du atmest in die gedehnte Seite hinein.

Anahata Asana: Brustraumöffnung im Vierfüßlerstand

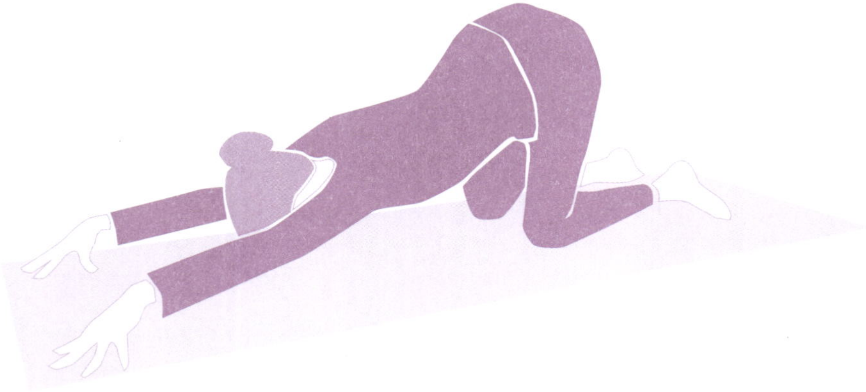

Schritt-für-Schritt-Anleitung

Startposition: Komme in den Vierfüßlerstand. Die Knie stehen etwa hüftweit, die Hüften bleiben über den Knien ausgerichtet. Setze die Hände etwas weiter nach vorn, sodass deine Arme lang werden können, die Fingerspitzen sind aufgestellt.
In die Haltung kommen: Atme tief ein und beginne mit der Ausatmung, deinen Brustkorb langsam in Richtung Boden sinken zu lassen. Das Becken bleibt über den Knien, während sich der Herzraum nach unten und vorne öffnet. Die Stirn oder das Kinn können sanft den Boden berühren. Der Kopf kann aber auch in der Luft schweben.
Haltung vertiefen: Lasse dich mit jedem Atemzug tiefer in die Position sinken. Spüre die Dehnung entlang der Vorderseite deines Brustkorbs und in den Schultern.

Atmen: Mit jeder Einatmung dehnt sich der Brustkorb sanft, mit jeder Ausatmung darf das Herz noch etwas tiefer Richtung Erde sinken.
Dauer: Bleibe für 1 bis 2 Minuten in dieser Haltung und atme ruhig weiter.

Variationen

- **Hände versetzen:** Du kannst die Hände weiter nach außen nehmen, um die Öffnung und Dehnung zu verändern.
- **Ellbogen ablegen:** Du kannst die Ellbogen ablegen, die Handflächen zueinander bringen und die Daumen sanft zum Nacken führen.

Tipps & Hinweise

- Ziehe die Schultern sanft nach außen, um dem Nacken Raum zu geben.
- Achte darauf, dass du nicht ins Hohlkreuz fällst. Die Bewegung entsteht aus dem oberen Brustraum.
- Stelle dir vor, du legst dein Herz liebevoll am Boden ab, als Geste des Vertrauens und der Hingabe (Bhakti).

Herzöffnung auf der Faszienrolle

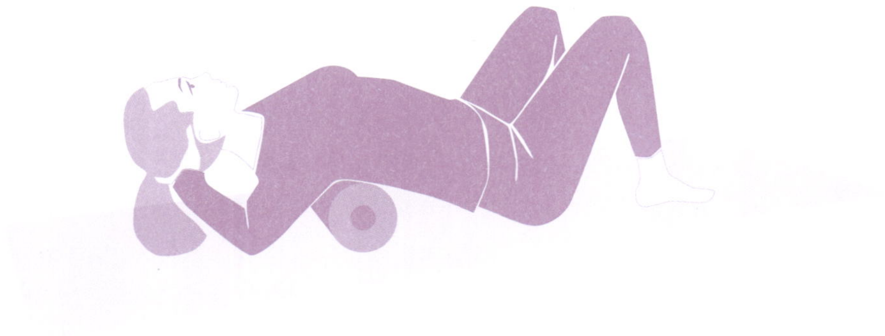

Schritt-für-Schritt-Anleitung

Startposition: Lege dich in Rückenlage und platziere eine Faszienrolle quer unter deinen Schulterblättern. Die Beine sind aufgestellt, die Füße stehen hüftweit auf dem Boden. Stütze den Hinterkopf leicht mit den Händen, ohne Druck auf den Nacken zu geben.
In die Bewegung finden: Atme tief ein und lasse mit der Ausatmung dein Gewicht sanft in die Rolle und den Kopf in deine Hände sinken. Öffne den Brustraum, indem du die Ellbogen leicht nach außen sinken lässt. Spüre, wie die Vorderseite des Körpers sich weitet und Spannung aus Schultern und Brust weicht.
Herzraum öffnen: Wenn es sich angenehm anfühlt, kannst du dich sanft vor- und zurückrollen – nur wenige Zentimeter –, um den oberen Rücken gleichzeitig zu massieren. Alternativ bleibe ruhig liegen und genieße die Dehnung in der Vorderseite deines Brustkorbs.

Atmen und Position halten: Atme ruhig und gleichmäßig. Lass mit jeder Ausatmung den Brustkorb etwas weicher werden, während die Schwerkraft ihre Arbeit tut. Dein Blick bleibt nach oben gerichtet, der Nacken lang.
Dauer: Bleibe 1 bis 2 Minuten in dieser Position, oder so lange, wie es sich angenehm anfühlt.

Variationen

- **Decke verwenden:** Wenn sich die Rolle zu hart anfühlt, lege eine gefaltete Decke über die Rolle.
- **Arme positionieren:** Du kannst die Arme weit zur Seite ausbreiten oder über den Kopf sinken lassen, um die Öffnung im Brustraum zu vertiefen.
- **Becken anheben:** Für eine aktivierende Variante hebe das Becken leicht an und rolle langsam über den oberen Rücken, achtsam und kontrolliert.

Tipps & Hinweise

- Bewege dich niemals ruckartig, besonders der Bereich der Brustwirbelsäule reagiert sensibel auf Druck.
- Achte darauf, dass du weiterhin frei atmen kannst. Die Öffnung soll sich befreiend anfühlen.
- Stelle dir vor, du lässt dich in die Rolle unter dir hineinsinken.

Mobility für ein offenes Herz

Rückbeuge mit verschränkten Händen

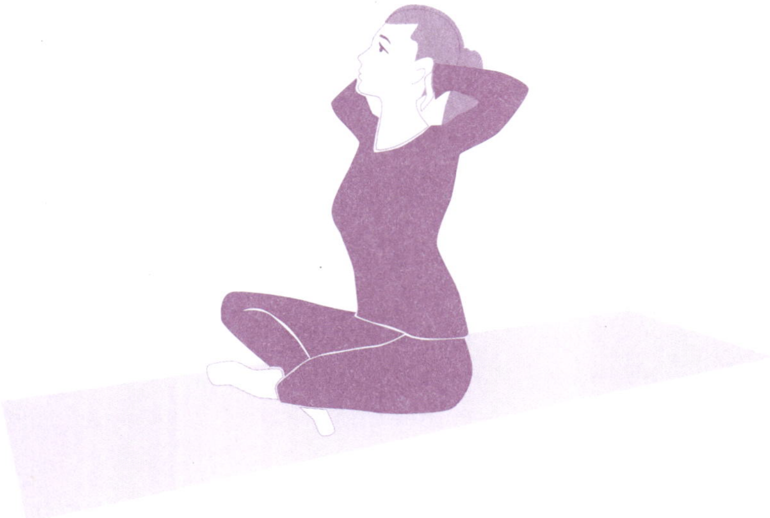

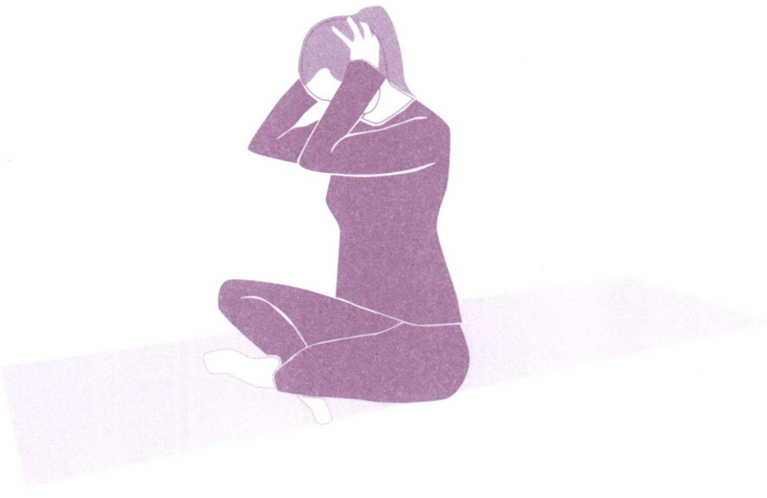

Schritt-für-Schritt-Anleitung

Startposition: Setze dich aufrecht in den Schneidersitz oder auf einen Stuhl. Deine Wirbelsäule ist lang, die Füße (oder Sitzbeinhöcker) sind fest geerdet. Verschränke deine Hände locker hinter dem Kopf.
Bewegung ausführen: Atme tief ein und öffne die Ellbogen weit zur Seite. Hebe gleichzeitig dein Brustbein an und lehne dich leicht zurück. So entsteht eine sanfte Rückbeuge im oberen Rücken. Spüre, wie der Herzraum sich hebt und weitet. Mit der Ausatmung führe die Ellbogen langsam zusammen, und bringe das Kinn sanft Richtung Brust.
Atmen und im Flow bleiben: Arbeite fließend. Mit jeder Einatmung öffnest du dich, mit jeder Ausatmung ziehst du dein Kinn zur Brust.
Dauer: Mache 10 bis 15 Wiederholungen. Wenn es sich gut anfühlt, wiederhole 2 bis 3 Runden oder integriere die Übung regelmäßig in deine Routine.

Variation

- **Hinstellen:** Du kannst die Übung auch im Stehen durchführen. Achte dann ganz bewusst darauf, nicht ins Hohlkreuz zu fallen.

Tipps & Hinweise

- Achte darauf, dass deine Schultern tief bleiben und nicht zu den Ohren wandern.
- Halte den Bauch leicht aktiv, um den unteren Rücken zu schützen. Also Rippen leicht nach unten ziehen.
- Stelle dir vor, du öffnest dein Herz mit der Einatmung. Lasse es ganz weit werden.

Brust- und Schulter-Mobilisation im Sitz

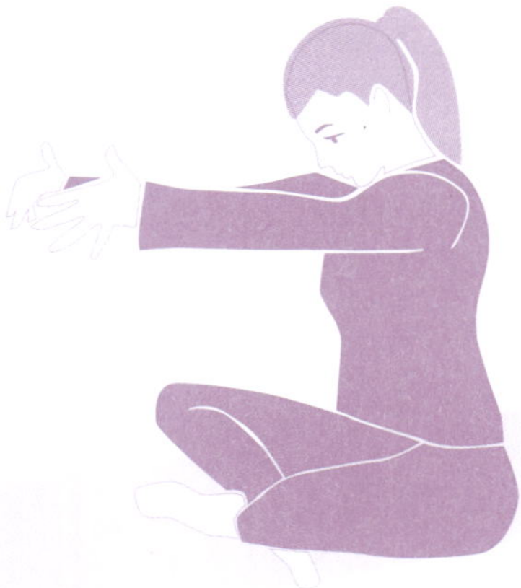

Schritt-für-Schritt-Anleitung

Startposition: Setze dich bequem in den Schneidersitz oder auf die vordere Kante eines Stuhls. Deine Wirbelsäule ist aufgerichtet, die Sitzbeinhöcker gleichmäßig geerdet. Lass die Schultern locker nach hinten unten sinken.

Bewegung ausführen: Diese Mobilisation ist die fließende Variante der Übung *Herzöffnung* (→ Seite 96). Atme tief ein und führe deine Arme seitlich auf Schulterhöhe. Öffne dich nach hinten, bis du eine sanfte Dehnung über der Brust spürst und die Schulterblätter sich leicht annähern. Mit der Ausatmung bringe die Arme nach vorne und stelle dir vor, dass du einen großen Gymnastikball umarmst. Runde dabei den oberen Rücken und lass das Kinn sanft Richtung Brust sinken.

Atmen und im Flow bleiben: Arbeite im Fluss. Einatmen: Arme öffnen, Brustkorb hebt sich, Schultern sinken nach hinten unten, Schulterblätter zur Wirbelsäule. Ausatmen: Arme nach vorne führen, Rücken rundet, Spannung loslassen. Spüre, wie Bewegung und Atem miteinander verschmelzen.
Dauer: Mache 10 bis 15 Wiederholungen. Wenn du magst, kannst du 2 bis 3 Runden praktizieren oder die Übung regelmäßig in deine Mobility-Routine integrieren.

Variationen

- **Arme positionieren:** Du kannst die Arme etwas tiefer oder höher führen, um verschiedene Bereiche des Brustkorbs anzusprechen.
- **Arme öffnen:** Für mehr Intensität öffne die Arme weiter nach hinten und achte dabei stets auf eine weiche, kontrollierte Bewegung.
- **Augen schließen:** Wenn du magst, kannst du die Übung mit geschlossenen Augen ausführen, um dich ganz auf Atem und Bewegung zu konzentrieren.

Tipps & Hinweise

- Halte den unteren Rücken stabil und vermeide es, ins Hohlkreuz zu fallen.
- Lass den Atem ruhig fließen. Er führt dich durch die Bewegung.
- Stelle dir vor, du atmest Leichtigkeit in deinen Brustraum und lässt mit jeder Ausatmung Enge und Spannung los.

Drehsitz

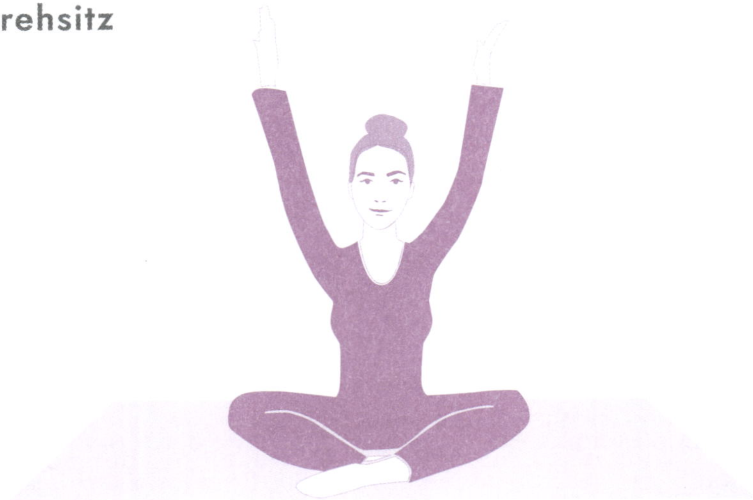

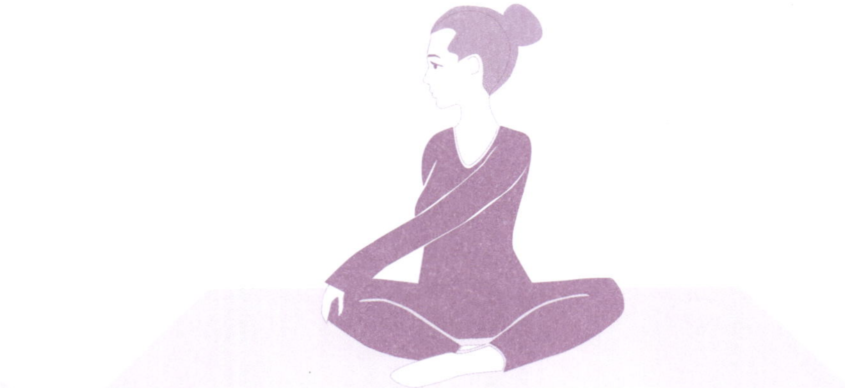

Schritt-für-Schritt-Anleitung

Startposition: Setze dich aufrecht in den Schneidersitz oder auf die vordere Kante eines Stuhls. Deine Wirbelsäule ist lang, die Sitzbeinhöcker sind gleichmäßig geerdet. Lege die Arme entspannt neben dem Körper ab.

Bewegung ausführen: Atme tief ein und hebe beide Arme über den Kopf, um Länge in der Wirbelsäule zu schaffen. Mit der Ausatmung drehe dich sanft nach rechts – der rechte Arm kommt hinter dem Körper zum Boden, der linke Arm ruht locker auf dem rechten Oberschenkel oder seitlich davon. Mit der nächsten Einatmung bringe die Arme wieder über die Mitte nach oben und kehre in die Ausgangsposition zurück. Mit der Ausatmung drehst du dich zur linken Seite.
Atmen und im Flow bleiben: Mache die Übung dynamisch oder, wie wir im Yoga sagen, »im Flow«. Einatmen: heben und verlängern. Ausatmen: drehen und loslassen. Die Bewegung bleibt fließend, weich und im Rhythmus des Atems.
Dauer: Führe 10 bis 16 dynamische Wiederholungen aus (abwechselnd rechts und links).

Variationen

- **Drehung halten:** Optional kannst du die Rotation auf einer Seite halten und 5 tiefe Atemzüge lang verweilen, bevor du die Seite wechselst.
- **Augen schließen:** Du kannst die Mobilisation mit geschlossenen Augen üben, um dich mehr auf die innere Bewegung und den Atem zu konzentrieren.

Tipps & Hinweise

- Halte die Hüften stabil, damit die Rotation wirklich nur aus der Brustwirbelsäule heraus entsteht.
- Führe jede Bewegung langsam und bewusst aus.
- Mit jeder Einatmung wächst du in die Länge, mit jeder Ausatmung lässt du los.

Katze-Kuh

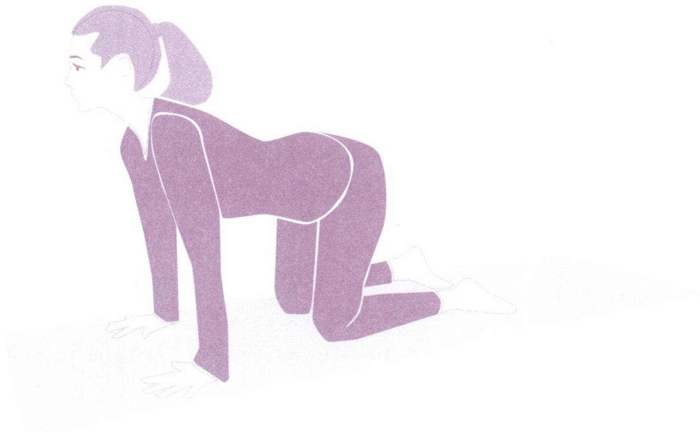

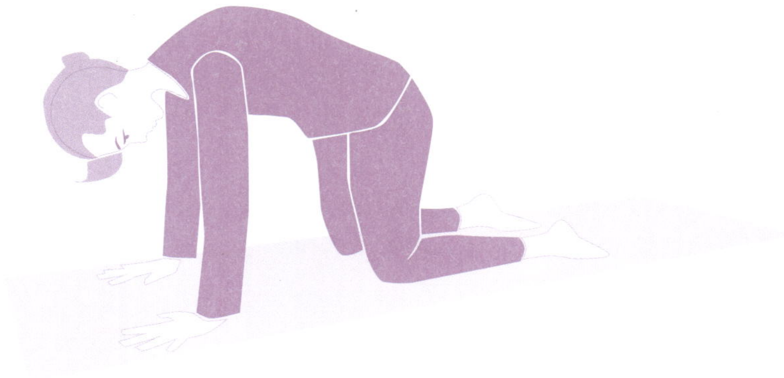

Schritt-für-Schritt-Anleitung

Startposition: Komme in den Vierfüßlerstand. Die Hände stehen unter den Schultern, die Knie unter den Hüften, die Finger sind weit aufgefächert. Die Wirbelsäule ist in einer neutralen Position, der Blick sanft nach unten gerichtet.

Bewegung ausführen: Mit der Einatmung hebe dein Brustbein nach vorne und leicht nach oben, während sich dein Bauch sanft zur Matte senkt. Die Schultern ziehen nach hinten unten, der Blick geht leicht nach vorn. Mit der Ausatmung drücke die Hände aktiv in den Boden, runde den Rücken und ziehe das Kinn sanft zur Brust. Spüre, wie sich die Wirbelsäule in beide Richtungen wellenartig bewegt.
Atmen und im Flow bleiben: Mache die Bewegung im Flow. Einatmen: Herz hebt sich, Wirbelsäule wölbt sich nach unten. Ausatmen: Rücken rundet sich, Nacken entspannt. Bewege dich im Rhythmus deines Atems, fließend, weich und bewusst.
Dauer: Mache 10 bis 15 Wiederholungen. Wenn du magst, kannst du 2 bis 3 Runden machen oder die Übungen in eine Routine integrieren.

Variationen

- **Unterarmstütz:** Wenn du dazu neigst, ins Hohlkreuz zu kommen, komme auf deine Unterarme, um die Bewegung kleiner und kontrollierter zu halten.
- **Oberkörper kreisen:** Für mehr Mobilität in der gesamten Wirbelsäule kannst du die Übung mit kreisenden Bewegungen ergänzen. Kreise den Oberkörper mal nach rechts und mal nach links und verbinde die Bewegung mit der klassischen Katze-Kuh-Bewegung.

Tipps & Hinweise

- Vermeide es, die Bewegung zu schnell oder kraftvoll auszuführen.
- Halte die Schultern weich und den Nacken lang.
- Vermeide es, ins Hohlkreuz zu kommen. Die Bewegung kommt aus der Brustwirbelsäule und weniger aus dem unteren Rücken, also der Lendenwirbelsäule.

Schultermobilisation und Brustkorböffnung mit Handtuch

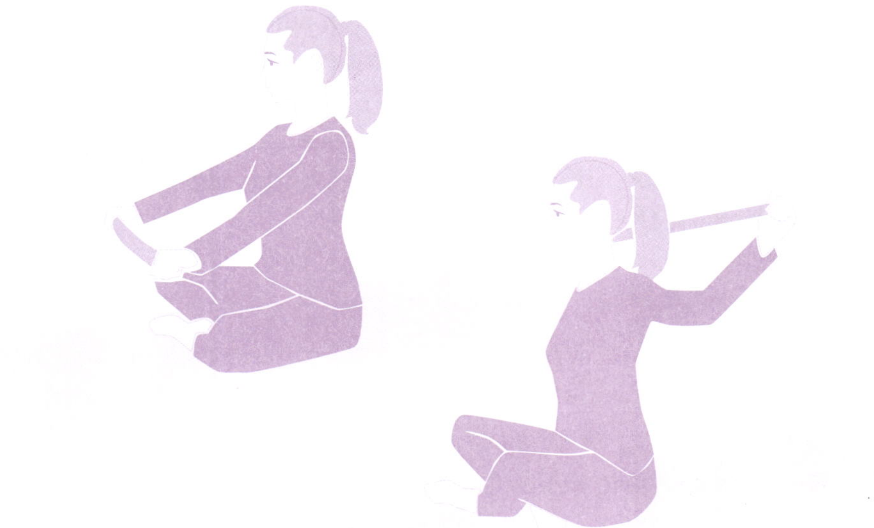

Schritt-für-Schritt-Anleitung

Startposition: Setze dich aufrecht in den Schneidersitz oder auf die vordere Kante eines Stuhls. Deine Wirbelsäule ist lang, die Sitzbeinhöcker sind gleichmäßig geerdet. Nimm dir einen Yogagurt oder ein Handtuch und greife so, dass die Arme ein leichtes »V« bilden, also etwas weiter als schulterbreit. Die Arme sind lang, die Ellbogen minimal gebeugt.

Bewegung ausführen: Atme tief ein und führe den Gurt in einem weiten Bogen über vorne und über den Kopf. Wenn es deine Beweglichkeit erlaubt, bewege ihn weiter hinter den Kopf oder sogar hinter

den Rücken, bis du eine Dehnung in Schultern und Brust spürst. Mit der Ausatmung führe den Gurt in derselben Bewegung wieder nach vorn, bis er sich auf Höhe der Beine befindet.
Atmen und im Flow bleiben: Arbeite fließend. Einatmen: Arme heben und Brust und Schultern öffnen. Ausatmen: Arme zurück nach vorne bringen und lösen. Bewege dich gleichmäßig, bewusst und im Rhythmus deines Atems.
Dauer: Führe 8 bis 12 Wiederholungen aus. Wenn du möchtest, kannst du 2 Runden praktizieren oder die Übung regelmäßig in deine Mobility-Routine integrieren.

Variationen

- **Weiter greifen:** Wenn du spürst, dass die Schultern eng sind, greife den Gurt etwas weiter außen, um die Bewegung zu erleichtern.
- **Bewegung verkürzen:** Du kannst die Bewegung auch nur bis über den Kopf ausführen – ohne hinter den Körper zu gehen –, um den Brustkorb sanft zu öffnen, ohne Druck auf die Schultergelenke.
- **Gurt spannen:** Für eine kleine Kräftigung halte den Gurt während der Bewegung leicht auf Spannung.

Tipps & Hinweise

- Achte darauf, dass deine Rippen nicht nach vorne herausragen. Halte den Bauch leicht aktiv und die Rippen sanft nach unten gezogen.
- Bewege dich langsam und ohne Schwung.
- Spüre, wie mit jeder Wiederholung mehr Weite und Leichtigkeit in Schultern und Brustraum entsteht.

Klassische Herzöffner aus dem Yoga

Bhujangasana: Kobra

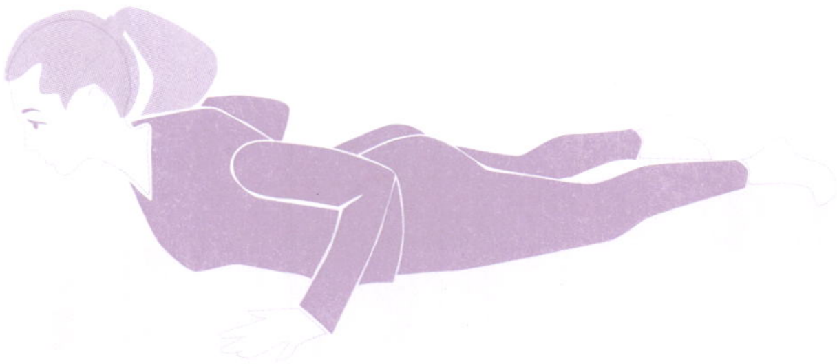

Schritt-für-Schritt-Anleitung

Startposition: Lege dich in Bauchlage auf die Matte. Die Beine liegen eng beieinander, die Fußrücken am Boden. Platziere die Hände unter den Schultern und ziehe sie leicht nach unten neben die Brust. Die Ellbogen bleiben nah am Körper. Deine Stirn ruht zunächst auf der Matte.
Bewegung ausführen: Drücke das Schambein bewusst in die Matte und halte diese Spannung, um den unteren Rücken zu beschützen. Mit der Einatmung ziehst du die Wirbelsäule zuerst in die Länge und hebst dann den Oberkörper an. Die Bewegung entsteht aus der Brustwirbelsäule, nicht aus dem unteren Rücken. Die Schultern ziehen nach hinten unten, die Schlüsselbeine öffnen sich, und der Nacken bleibt lang. Der Blick ist weich nach vorne oder leicht diagonal nach unten gerichtet.
Atmen und Position halten: Bleibe in der Position und spüre die Weite im Brustkorb. Mit der nächsten Ausatmung lege dich wieder sanft ab. Wiederhole die Übung mehrere Male in deinem Atemrhythmus.

Dauer: Halte die Position für 20 bis 30 Sekunden oder bleibe für 3 bis 5 ruhige Atemzüge in der Dehnung, bevor du dich wieder abrollst. Während einer Yogastunde, die im Vinyasa geübt wird, atmen wir ein, wenn wir den Brustkorb heben, und aus, wenn wir die Kobra wieder verlassen.

Variationen

- **Große Kobra:** Wenn es dein unterer Rücken erlaubt und du beschwerdefrei bist, kannst du die Bewegung vertiefen. Mit der Einatmung drücke die Hände etwas fester in den Boden und strecke die Arme weiter, ohne das Schambein zu lösen. Achte darauf, dass die Schultern tief bleiben, der Brustkorb sich öffnet und der Blick weich nach vorn gerichtet ist. Spüre die Dehnung über die Vorderseite des Körpers.
- **Heraufschauender Hund:** Strecke deine Arme und hebe den gesamten Körper von der Matte. Deine Fußrücken bleiben auf der Matte und dein gesamter Körper ist jetzt in einer Rückbeuge.

Tipps & Hinweise

- Achte darauf, dass die Bewegung aus Länge entsteht, zuerst nach vorne strecken, dann heben.
- Drücke das Schambein in die Matte, um den unteren Rücken zu stabilisieren.
- Lass den Atem ruhig fließen. Mit jeder Einatmung öffnet sich dein Brustraum, mit jeder Ausatmung wird dein Rücken weicher.
- Stelle dir vor, du schiebst dein Herz sanft nach vorne in die Welt.

Anjaneyasana: Kleiner Krieger

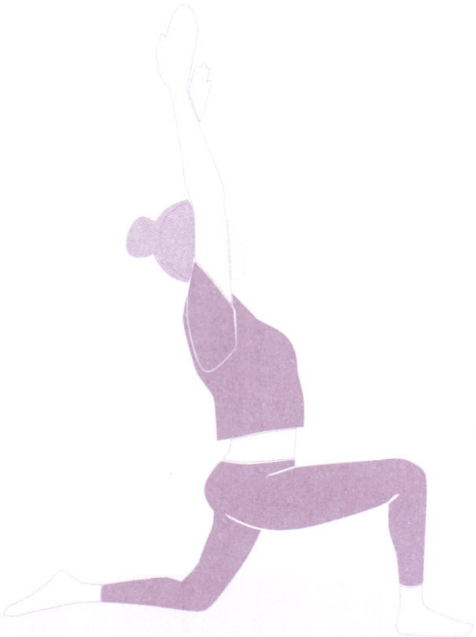

Schritt-für-Schritt-Anleitung

Startposition: Beginne im Vierfüßlerstand und bringe den rechten Fuß nach vorne zwischen die Hände, sodass das rechte Knie über dem Knöchel steht und der Fuß stabil auf dem Boden liegt. Wenn du bereits Yoga-Erfahrung hast, kannst du auch aus dem herabschauenden Hund in diese Haltung kommen.

Hinteres Bein positionieren: Schiebe das linke Bein etwas nach hinten, bis du eine angenehme Dehnung im vorderen Bereich der linken Hüfte spürst. Das linke Knie liegt am Boden, der Fußrücken flach auf der Matte. Wenn das Knie empfindlich ist, lege ein gefaltetes Handtuch oder eine Decke darunter.

Oberkörper aufrichten: Mit der Einatmung richte den Oberkörper auf. Bringe die Hände zunächst an die Hüften, um die Haltung zu stabilisieren, und hebe dann langsam die Arme über den Kopf, die

Handflächen zeigen zueinander. Achte darauf, dass die Schultern entspannt bleiben und die Rippenbögen sanft nach unten geführt werden, damit die Rückbeuge nicht aus dem unteren Rücken entsteht.
Herz öffnen: Mit jeder Einatmung hebt sich dein Brustbein leicht nach oben und vorne. Spüre, wie sich der Brustraum öffnet und die Schulterblätter sanft zueinander finden. Dein Blick kann geradeaus oder leicht nach oben gerichtet sein.
Dauer: Halte die Position 1 bis 2 Minuten lang. Bleibe ruhig im Atem und spüre die Balance zwischen Erdung und Aufrichtung. Wechsle anschließend die Seite.

Variationen

- **Hände verschränken:** Für eine intensivere Brustöffnung kannst du die Hände hinter dem Kopf verschränken und die Ellbogen sanft nach hinten führen.
- **Krieger 1:** Wenn du kraftvoller arbeiten möchtest, komme in den (großen) Krieger 1, indem du die hintere Zehenspitze aufstellst und das Knie vom Boden löst.
- **Im Flow bewegen:** Um im Flow zu arbeiten, bewege dich mit dem Atem. Mit jeder Einatmung hebe die Arme über den Kopf, mit jeder Ausatmung führe sie wieder zur Brust oder neben den Körper.

Tipps & Hinweise

- Achte darauf, dass das Becken nach vorn ausgerichtet bleibt und du nicht ins Hohlkreuz fällst.
- Spüre, wie die Länge aus den Beinen bis in den Brustkorb wirkt. Die Kraft von unten trägt deine Öffnung nach oben.
- Lass den Atem ruhig fließen und stelle dir vor, du atmest Weite und Vertrauen in deinen Brustraum.

Dhanurasana: Bogen

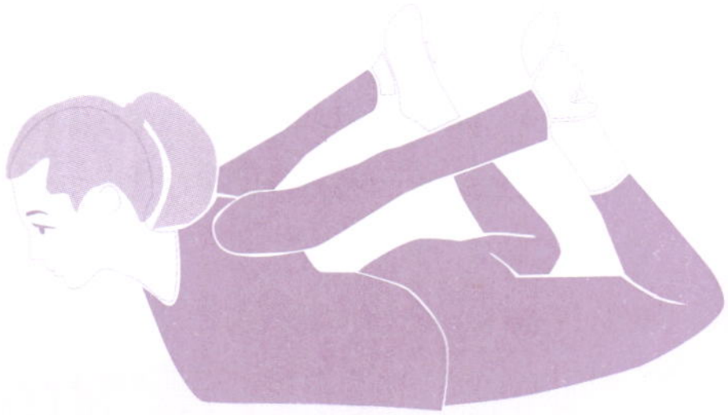

Schritt-für-Schritt-Anleitung

Startposition: Lege dich in Bauchlage auf die Matte. Die Beine sind lang und etwa hüftweit geöffnet, die Fußrücken liegen entspannt am Boden. Bringe die Arme nach hinten, die Handflächen zeigen zueinander. Lass den Atem ruhig fließen. Schiebe das Schambein bewusst in die Matte, um den unteren Rücken zu schützen und Stabilität im Becken zu schaffen.

Bewegung ausführen: Beuge nun beide Beine und greife mit den Händen nach den Fußgelenken oder Füßen. Mit der Einatmung schieben die Füße sanft gegen die Hände und du hebst gleichzeitig Brustkorb und die Oberschenkel vom Boden. Die Kraft entsteht aus dem Zusammenspiel von Beinen und Rücken, nicht aus dem unteren Rücken. Ziehe die Schulterblätter zueinander, sodass sich der Brustkorb hebt und öffnet. Der Blick ist sanft nach vorn oder leicht nach oben gerichtet, der Nacken bleibt lang.

Atmen und Position halten: Atme ruhig und gleichmäßig. Mit jeder Einatmung hebt sich der Brustraum, mit jeder Ausatmung kannst du Spannung im Nacken und Gesäß lösen.
Dauer: Halte die Position für 3 bis 5 tiefe Atemzüge oder etwa 20 bis 30 Sekunden. Lege dich anschließend langsam und kontrolliert ab und entspanne in der Bauchlage.

Variationen

- **Einseitige Variante:** Wenn es schwerfällt, beide Füße zu greifen, beginne mit einer einseitigen Variante. Greife nur einen Fuß und strecke den anderen Arm nach vorn aus. Wechsle nach einigen Atemzügen die Seite.
- **Yogagurt nutzen:** Wenn du das Gefühl hast, dass deine Füße sehr weit weg sind und es dir somit schwerfällt, sie zu greifen, lege einen Yogagurt oder ein Handtuch um die Fußgelenke und greife die jeweiligen Enden.
- **Tiefer gehen:** Wer geübter ist, kann die Füße etwas stärker nach hinten oben ziehen, um die Öffnung im Brustraum zu vertiefen. Achte dabei immer darauf, wie es deinem unteren Rücken geht.

Tipps & Hinweise

- Das Schambein bleibt in der Matte. Das stabilisiert die Lendenwirbelsäule und schützt den unteren Rücken.
- Die Bewegung entsteht aus Länge und Zugkraft der Beine, nicht aus Druck nach oben.
- Halte den Atem fließend, das Gesicht weich, den Blick ruhig. Spüre, wie sich dein Brustkorb hebt und dein Herzraum sich weitet.

Setu Bandha Sarvangasana: Schulterbrücke

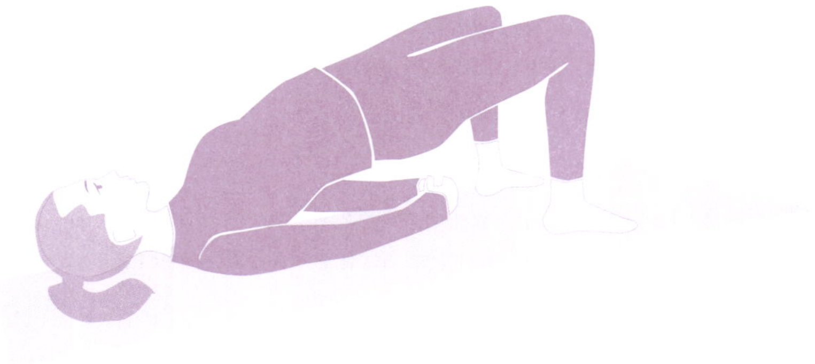

Schritt-für-Schritt-Anleitung

Startposition: Lege dich auf den Rücken, die Beine hüftweit aufgestellt, die Füße stehen nah genug am Becken, sodass du mit den Fingerspitzen fast die Fersen berühren kannst. Die Arme liegen entspannt neben dem Körper, die Handflächen zeigen nach unten. Der Nacken ist lang, das Kinn leicht zur Brust geneigt.

Bewegung ausführen: Mit der Einatmung drücke beide Füße fest in den Boden, hebe das Becken und rolle dich Wirbel für Wirbel nach oben, bis Schultern, Becken und Knie eine sanfte Linie bilden. Achte darauf, dass die Knie über den Fersen bleiben und nicht nach außen fallen. Wenn du magst, verschränke die Hände unter deinem Gesäß und bringe die Schulterblätter näher zueinander, um den Brustkorb weiter zu öffnen. Das Gewicht ruht auf Schultern und Füßen, nicht auf dem Nacken.

Atmen und Position halten: Atme tief in den Brustraum ein und spüre, wie sich dein Herz hebt. Mit jeder Ausatmung bleibe präsent in der Stabilität deiner Beine und Füße. Atme gleichmäßig weiter.

Dauer: Halte die Position für 3 bis 5 Atemzüge oder ca. 30 Sekunden. Löse dann langsam die Hände, rolle den Rücken Wirbel für Wirbel wieder nach unten und entspanne für einen Moment in der Rückenlage. Lass die Knie sanft zueinander fallen. Wenn du magst, wiederhole 2 bis 3 Durchgänge.

Variationen

- **Hände ablegen:** Halte die Hände neben dem Körper, ohne sie zu verschränken, wenn das für dich angenehmer ist.
- **Fortgeschrittene Variante:** Hebe ein Bein, während du die Haltung beibehältst. Nach 3 bis 5 Atemzügen wechselst du die Seite. Bleibe dabei stabil und atme ruhig weiter.

Tipps & Hinweise

- Halte den Nacken entspannt und den Blick nach oben gerichtet. Vermeide es, den Kopf zu drehen.
- Drücke das Brustbein sanft in Richtung Kinn, um die obere Rückenmuskulatur zu aktivieren und den Herzraum noch etwas mehr zu heben.
- Stelle dir vor, du atmest durch die Vorderseite deines Körpers – vom Becken bis zum Schlüsselbein. Mit jeder Einatmung entsteht Weite, mit jeder Ausatmung Stabilität.

Die Körperhaltung verbessern

Psoas (Hüftbeuger) stärken

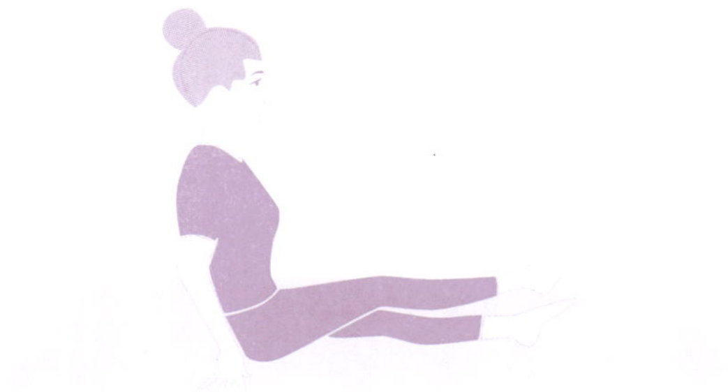

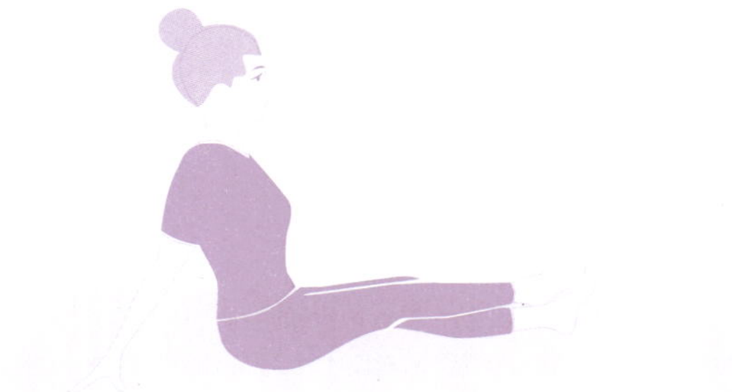

Schritt-für-Schritt-Anleitung

Startposition: Setze dich mit ausgestreckten Beinen auf den Boden, sodass die Beine lang und gerade vor dir liegen. Der Rücken ist aufrecht, die Schultern entspannt, und die Hände stützen sanft neben den Hüften ab, um Stabilität zu bieten. Du kannst die Beine hüft- oder mattenweit öffnen.
Bein anheben: Hebe das rechte Bein vom Boden ab, während du die Hüfte stabil hältst und den Oberkörper aufrecht lässt. Die Bewegung kommt aus der Kraft des Hüftbeugers und des Oberschenkels.

Bein über das andere legen: Führe das rechte Bein nun kontrolliert über das linke und lege es leicht auf dem linken Bein ab, sodass die Beine überkreuzt liegen.
Dynamisch wiederholen: Hebe das rechte Bein wieder an, führe es zurück in die Ausgangsposition und wiederhole die Bewegung. Arbeite im Wechsel oder wechsle nach 10 bis 15 Wiederholungen die Seite und führe die Bewegung mit dem linken Bein aus.

Variationen

- **Wand nutzen:** Du kannst dich für diese Übung auch gegen eine Wand setzen, um den Rücken und die aufrechte Körperhaltung zu unterstützen.
- **Ohne Hände abstützen:** Wenn du die Übung intensiver gestalten möchtest, führe sie ohne Stütze der Hände aus. Dies fordert zusätzlich die Rumpfmuskulatur und sorgt für mehr Stabilität. Dafür kannst du die Hände etwa vor der Brust verschränken.
- **Mit Gewicht verstärken:** Für eine intensivere Kräftigung kannst du ein leichtes Gewicht, eine sogenannte Gewichtsmanschette, am Fuß anbringen, um den Psoas noch stärker zu aktivieren.

Tipps & Hinweise

- Achte darauf, dass dein Atem ruhig und kontrolliert bleibt.
- Halte den Rücken stabil und vermeide ein Einsinken in einen Rundrücken.
- Führe die Bewegung langsam und kontrolliert aus, um eine gezielte Aktivierung des Psoas zu gewährleisten. Das Kräftigen des Psoas kann ungewohnt und fordernd sein. Höre auf deinen Körper und mache jederzeit eine Pause.

Shalabhasana: Heuschrecke

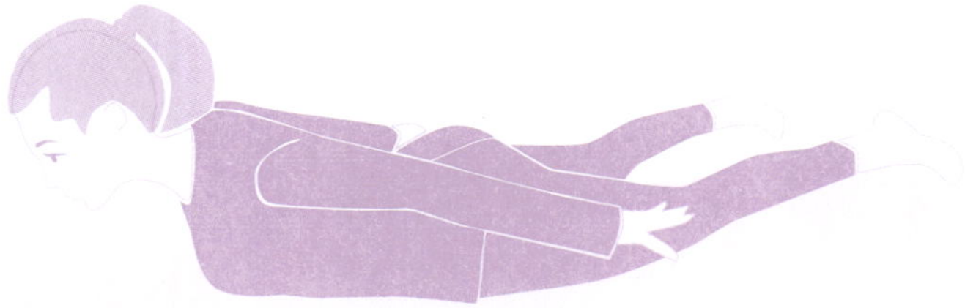

Schritt-für-Schritt-Anleitung

Startposition: Lege dich in Bauchlage auf die Matte. Die Beine liegen lang und geschlossen, die Fußrücken berühren den Boden. Die Arme liegen lang neben dem Körper, die Handflächen zeigen nach unten. Achte darauf, dass dein Schambein sanft in die Matte drückt, um den unteren Rücken zu stabilisieren.

Bewegung ausführen: Mit der Einatmung hebe gleichzeitig Beine, Brustkorb und Arme leicht vom Boden ab. Ziehe die Schulterblätter sanft zueinander und die Schultern weg von den Ohren, halte den Blick nach unten, damit der Nacken lang bleibt. Mit der Ausatmung senke Oberkörper und Beine langsam wieder ab, ohne die Spannung ganz zu verlieren. Die Bewegung bleibt ruhig, kraftvoll und kontrolliert.

Atmen und Position halten: Lasse deinen Atem fließen und ziehe dich mit jeder Einatmung nicht nur nach oben, sondern auch in die Länge – von der Kopfspitze bis zu den Zehenspitzen.

Dauer: Halte die Position für 3 bis 5 Atemzüge oder wiederhole sie 8 bis 12 Mal dynamisch, indem du nach oben kommst und direkt wieder absenkst.

Variationen

- **Dynamische Variante:** Hebe mit der Einatmung den Oberkörper an, lege ihn mit der Ausatmung wieder ab. Wiederhole 8 bis 12 Mal. Gerne 2 bis 3 Runden.
- **Arme-Variante:** Halte die Heuschrecke oben und bewege nur deine Arme dynamisch nach oben und unten. Das ist super für den oberen Rücken und die Schulterblätter.
- **Einsteiger-Variante:** Hebe nur den Oberkörper oder nur die Beine, um die Übung zu erleichtern und dich schrittweise voranzuarbeiten.

Tipps & Hinweise

- Das Schambein bleibt in der Matte. So schützt du deinen unteren Rücken.
- Denke nicht nur an »hoch«, sondern auch an »lang«: Dein Körper wächst in beide Richtungen.
- Atme gleichmäßig weiter und spüre, wie dein Rücken dich trägt.

Superman

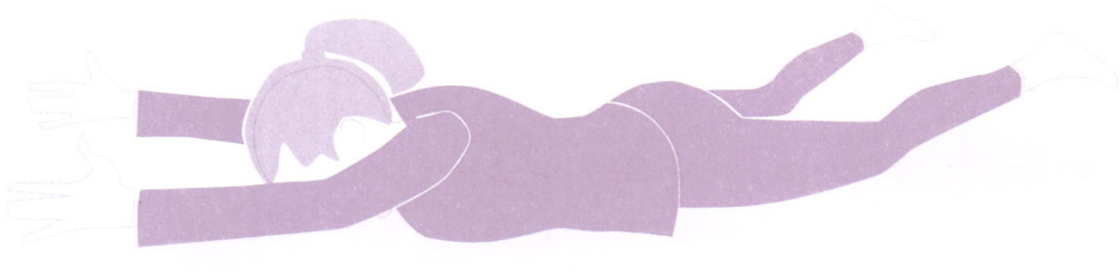

Schritt-für-Schritt-Anleitung

Startposition: Lege dich in Bauchlage auf die Matte. Die Beine sind hüftweit geöffnet und lang ausgestreckt, die Fußrücken liegen flach auf dem Boden. Strecke die Arme nach vorne aus, die Handflächen zeigen zueinander. Der Nacken bleibt lang, der Blick ist sanft nach unten gerichtet.

Bewegung ausführen: Drücke das Schambein sanft in die Matte, um den unteren Rücken zu stabilisieren. Mit der Einatmung hebe Arme, Brustkorb und Beine gleichzeitig leicht vom Boden ab. Mit der Ausatmung senke Arme und Beine wieder kontrolliert ab, ohne ganz loszulassen.

Atmen und Position halten: Atme gleichmäßig weiter. Mit jeder Einatmung schaffst du Länge und Weite, mit jeder Ausatmung bleibst du ganz stabil und kraftvoll, ohne nach unten zu plumpsen.

Dauer: Halte die Position für 3 bis 5 Atemzüge oder wiederhole die Bewegung 8 bis 12 Mal dynamisch, indem du Arme und Beine fließend hebst und senkst.

Variationen

- **Dynamische Variante:** Hebe mit der Einatmung Arme und Beine an, senke sie mit der Ausatmung langsam ab.
- **Einseitige Variante:** Hebe abwechselnd rechten Arm und linkes Bein, dann linken Arm und rechtes Bein. Das trainiert Koordination und tiefe Rückenmuskulatur.
- **Haltevariante:** Wenn du magst, halte die Position für mehrere Atemzüge und spüre die Aktivierung in der gesamten Rückseite deines Körpers.

Tipps & Hinweise

- Das Schambein bleibt in der Matte. So bleibt die Lendenwirbelsäule geschützt.
- Ziehe die Schulterblätter leicht zueinander, um den oberen Rücken zu stabilisieren und gleichzeitig Länge zu schaffen.
- Der Fokus liegt auch auf Länge, nicht nur auf Höhe.
- Lass den Atem ruhig fließen und spüre die Kraft deiner Rückseite.

Heuschrecke mit Kaktus-Armen

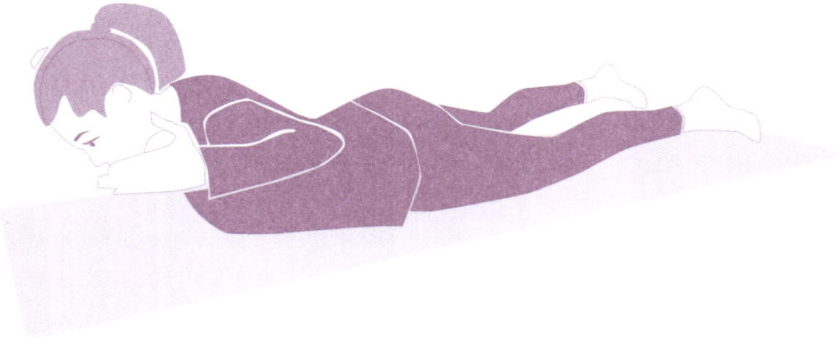

Schritt-für-Schritt-Anleitung

Startposition: Lege dich in Bauchlage auf die Matte. Die Beine sind lang und ausgestreckt, die Fußrücken berühren den Boden. Winkle nun die Arme seitlich auf Schulterhöhe an, sodass Ellbogen und Schultern etwa einen 90°-Winkel bilden – wie ein Kaktus. Drücke das Schambein sanft in die Matte, um den unteren Rücken zu stabilisieren, und halte den Nacken lang.

Bewegung ausführen: Mit der Einatmung hebe Brustkorb, Kopf und Arme leicht vom Boden ab. Ziehe die Schulterblätter zueinander, öffne den Brustraum und halte die Ellbogen auf Höhe der Schultern oder leicht erhöht. Optional kannst du auch deine Beine vom Boden anheben. Mit der Ausatmung löst du die Position, ohne die Spannung vollständig zu verlieren. Die Bewegung bleibt ruhig, kraftvoll und kontrolliert.

Atmen und Position halten: Lass den Atem fließen. Mit jeder Einatmung öffnet sich dein Brustkorb, mit jeder Ausatmung spürst du Stabilität und Weite entlang der Wirbelsäule.

Dauer: Halte die Position für 3 bis 5 Atemzüge oder wiederhole sie 8 bis 12 Mal dynamisch, indem du dich mit der Einatmung hebst und mit der Ausatmung wieder absenkst.

Variationen

- **Dynamische Variante:** Hebe den Oberkörper mit der Einatmung an, senke ihn mit der Ausatmung langsam ab. Wiederhole 8 bis 12 Mal, gerne in 2 bis 3 Runden.
- **Dynamische Armbewegung:** Halte die Position oben und bewege nur deine Arme leicht auf und ab. Das aktiviert gezielt den oberen Rücken und die Schulterblattmuskulatur.
- **Arme in die Länge führen:** Strecke aus der Kaktus-Position die Arme nach vorne in die Länge und bringe sie anschließend wieder in den rechten Winkel zurück.

Tipps & Hinweise

- Das Schambein bleibt in der Matte. So schützt du deinen unteren Rücken.
- Ziehe die Schulterblätter sanft zueinander, ohne den Nacken zu verspannen.
- Denke an Weite, nicht nur an Höhe. Dein Brustkorb öffnet sich, während dein Rücken arbeitet.

YOGA Flow

Ich habe dir einen Yoga-Flow zusammengestellt, der den Brustkorb weitet und die Schultern öffnet. Sanft, kraftvoll und zugleich nährend. Einige der Haltungen kennst du bereits aus diesem Buch, andere laden dich dazu ein, Neues zu entdecken. Das Schöne ist, dass du einfach folgen darfst. Ich begleite dich Schritt für Schritt durch die gesamte Praxis.

Nach einem bewussten Ankommen mobilisieren wir Schultern und Brustwirbelsäule, lösen Spannungen und schaffen Raum für deinen Atem. Anschließend führe ich dich durch eine Variation des Sonnengrußes, ergänzt durch fließende und kraftvolle Standhaltungen sowie ausgewählte Herzöffner im Liegen.

Die Einheit ist mit knapp 25 Minuten bewusst nicht zu lang gestaltet, sodass du sie gut in deinen Alltag einbauen kannst. Am Morgen schenkt sie dir Energie und Weite. Zwischendurch oder am Abend ist sie ein schöner Ausgleich, besonders wenn du viel gesessen hast. Am Ende folgt eine kurze Entspannung, die dich in die Stille führt und dich wieder mit deinem Herzen verbindet.

Du brauchst nur den QR-Code zu scannen, deine Matte und optional Yogablöcke und eine Decke zur Entspannung bereitlegen und los geht's!

Diese Praxis ist auch Teil meines Kurses »Open your heart – Der Kurs zum Buch«. Solltest du dich für den Kurs interessieren, findest du ihn hier:

Und jetzt viel Spaß beim Mitmachen!

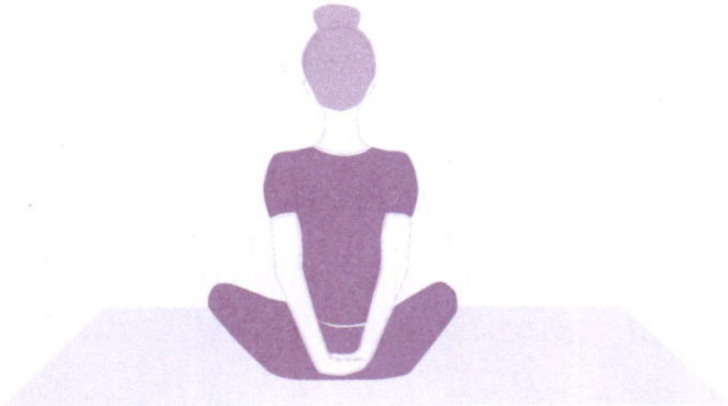

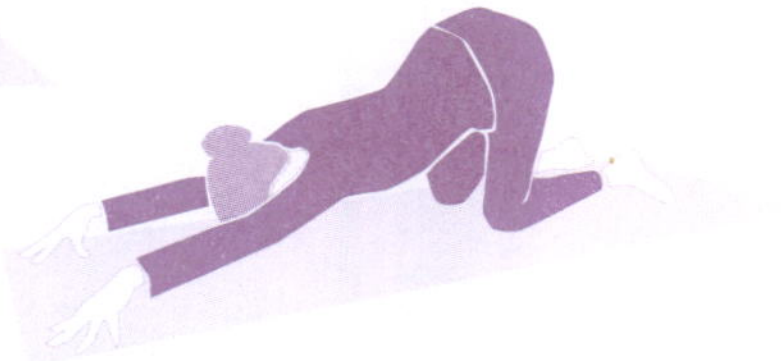

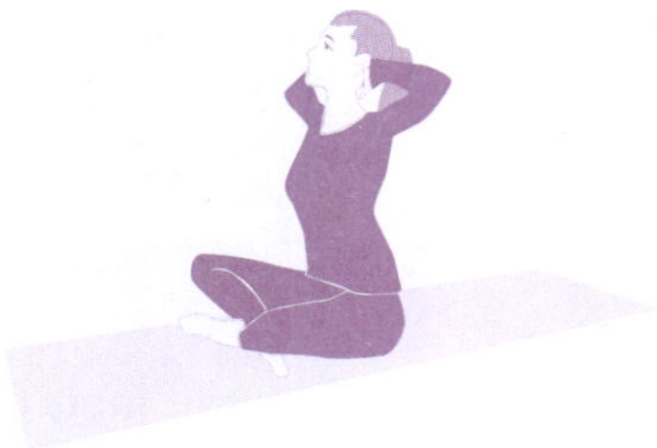

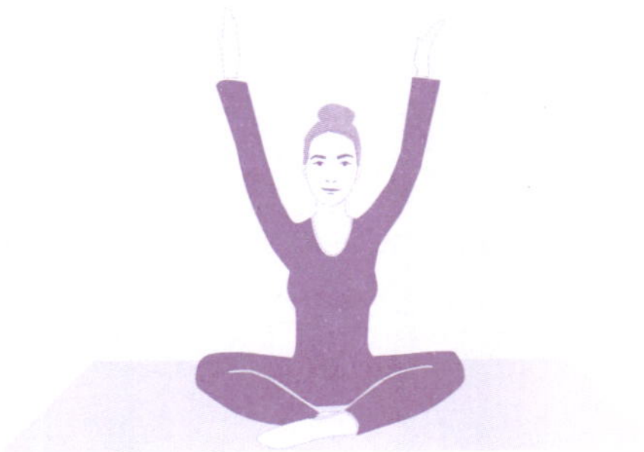

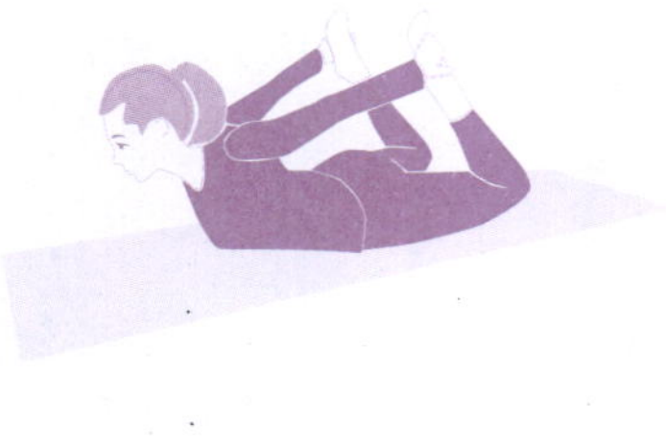

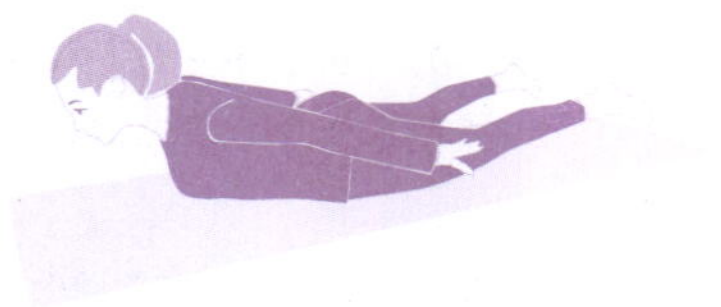

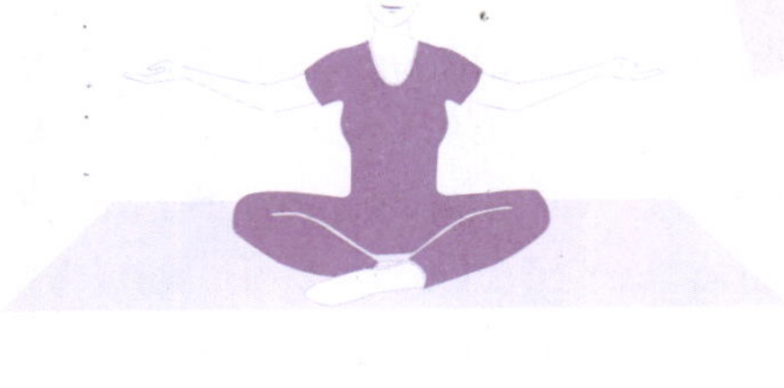

Herzquickies für Alltag und Büro

Armkreise

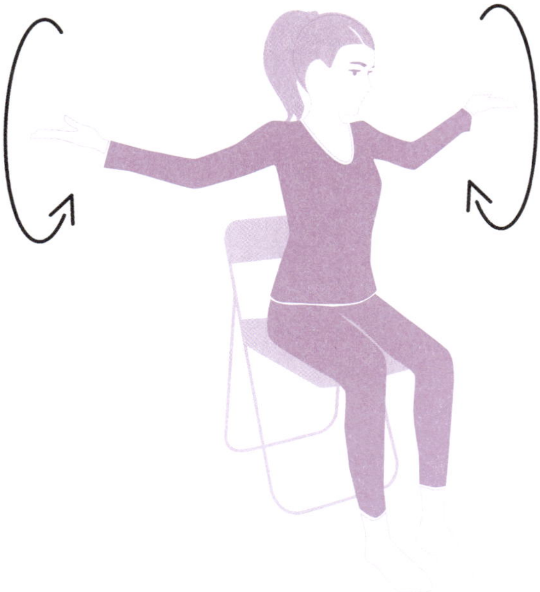

Schritt-für-Schritt-Anleitung

Startposition: Setze dich aufrecht auf einen Stuhl oder in den Schneidersitz. Die Wirbelsäule ist lang, der Nacken entspannt, die Schultern sinken sanft nach hinten unten. Lasse die Arme locker neben dem Körper hängen.

Bewegung ausführen: Mit der Einatmung beginne, deine Arme über vorn und oben nach hinten zu führen, sodass ein weiter, kreisförmiger Bewegungsablauf entsteht. Mit der Ausatmung senke sie wieder nach unten. Die Bewegung darf groß oder klein sein. Wichtig ist, dass sie fließend bleibt und du dich dabei wohlfühlst.

Atmen und im Flow bleiben: Führe die Bewegung im Rhythmus deines Atems aus. Einatmen: Arme heben, Brustkorb öffnet sich, Schultern weiten sich. Ausatmen: Arme senken, Spannung loslassen, Nacken bleibt weich.
Dauer: Kreise die Arme 8 bis 10 Mal über vorn nach hinten. Wechsle dann die Richtung.

Variationen

- **Im Wechsel:** Kreise die Arme abwechselnd.
- **Mit gebeugten Armen:** Winkle die Ellbogen leicht an und mache kleine Kreise.
- **Hände auf den Schultern:** Lege die Fingerspitzen auf die Schultern und führe mit den Ellbogen kreisende Bewegungen aus. Das öffnet den Brustkorb und mobilisiert die obere Wirbelsäule.
- **Im Stehen:** Führe die Bewegung im Stehen aus. Achte dann darauf, dass der Körper stabil bleibt und nicht mitschwingt.

Tipps & Hinweise

- Mache die Bewegung achtsam und kontrolliert, ohne Schwung und ohne zu reißen.
- Achte darauf, dass der Brustkorb weit bleibt und du trotzdem stabil im Becken bleibst.
- Achte darauf, dass du nicht ins Hohlkreuz fällst.

Rotation auf dem Stuhl

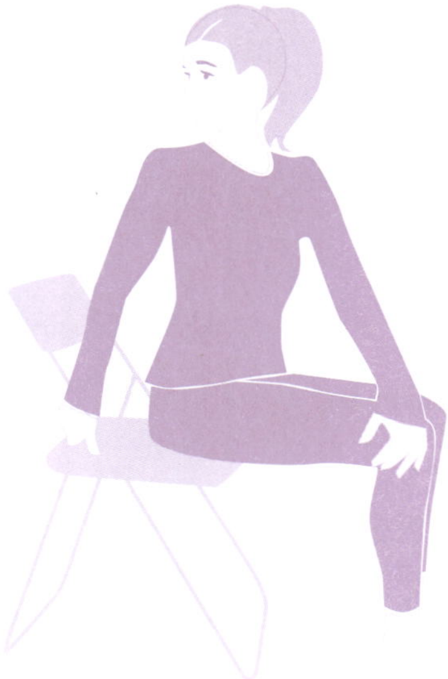

Schritt-für-Schritt-Anleitung

Startposition: Setze dich aufrecht auf einen Stuhl, die Füße stehen hüftweit und fest auf dem Boden. Deine Wirbelsäule ist lang, die Sitzbeinhöcker sind gleichmäßig geerdet. Lege die Arme entspannt neben dem Körper oder auf deinen Beinen ab.
Bewegung ausführen: Atme tief ein und hebe beide Arme über den Kopf, um Länge in der Wirbelsäule zu schaffen. Mit der Ausatmung drehe dich sanft nach rechts – die rechte Hand greift locker seitlich an die Stuhllehne, die linke Hand ruht auf dem rechten Oberschenkel oder seitlich davon. Mit der Einatmung bringe die Arme über die Mitte nach oben und kehre zur Ausgangsposition zurück. Mit der Ausatmung drehst du dich zur linken Seite.

Atmen und im Flow bleiben: Führe die Bewegung dynamisch und fließend im Rhythmus deines Atems aus. Einatmen: Arme heben, Länge in der Wirbelsäule finden. Ausatmen: Sanft in die Drehung gehen und Spannung loslassen. Die Bewegung bleibt weich, bewusst und ruhig. Ein kleiner Flow für Wirbelsäule, Schultern und Herzraum.
Dauer: Führe 10 bis 16 dynamische Wiederholungen aus (abwechselnd rechts und links).

Variationen

- **Sanfte Variante:** Lege die Hände locker auf die Oberschenkel und führe nur kleine Rotationsbewegungen aus. Ideal bei Verspannungen oder wenn du dich zwischendurch mobilisieren möchtest.
- **Rotation halten:** Optional kannst du die Rotation auf einer Seite halten und 5 tiefe Atemzüge lang verweilen, bevor du die Seite wechselst.
- **Augen schließen:** Du kannst die Mobilisation mit geschlossenen Augen üben, um dich mehr auf die innere Bewegung und den Atem zu konzentrieren.

Tipps & Hinweise

- Halte das Becken stabil, damit die Drehung wirklich aus der Brustwirbelsäule entsteht.
- Lass die Schultern locker und den Atem ruhig fließen.
- Mit jeder Einatmung wächst du in die Länge, mit jeder Ausatmung lässt du los.

Herzöffner an Stuhl oder Tisch

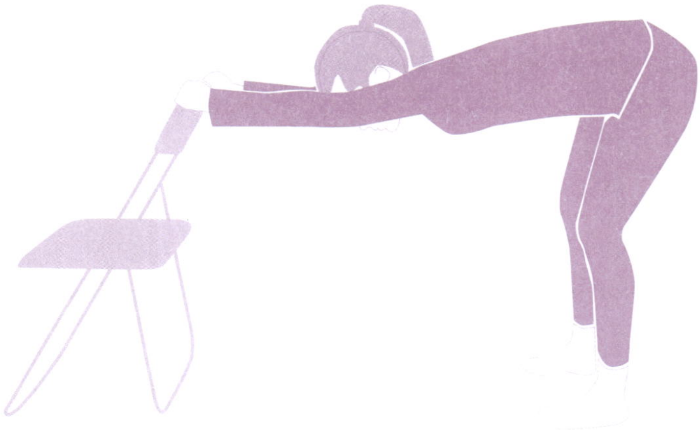

Schritt-für-Schritt-Anleitung

Startposition: Stelle dich aufrecht hinter einen Stuhl, einen stabilen Tisch oder auch vor die Arbeitsplatte in deiner Küche. Platziere deine Hände etwa schulterweit auf der Stuhllehne (oder auf der Tischkante). Laufe nun langsam ein Stück nach hinten, bis sich dein Oberkörper nach vorn neigen kann und Arme und Rücken eine Linie bilden. Die Füße stehen hüftweit und stabil, die Knie sind locker, eventuell gebeugt.

Bewegung ausführen: Atme tief ein, strecke deine Wirbelsäule lang. Mit der Ausatmung schiebe die Brust sanft in Richtung Boden, bis du eine angenehme Dehnung in den Schultern und im Brustraum spürst. Der Kopf bleibt in Verlängerung der Wirbelsäule oder sinkt locker zwischen die Arme.

Atmen und im Flow bleiben: Halte die Dehnung und atme achtsam weiter oder bewege dich weich und bewusst im Rhythmus deines Atems. Einatmen: Länge schaffen, Wirbelsäule strecken. Ausatmen: Brust sinken lassen, Weite im Brustkorb zulassen.
Dauer: Halte die Position 30 bis 60 Sekunden oder bewege dich 8 bis 10 Mal sanft auf und ab.

Variationen

- **Armabstand verändern:** Falls du Platz hast, kannst du die Armposition variieren, indem du die Hände mal etwas weiter auseinander und mal enger zusammen platzierst.
- **Statisch oder dynamisch:** Du kannst die Dehnung statisch halten oder dynamisch gestalten, indem du den Oberkörper mit der Einatmung leicht anhebst und mit der Ausatmung wieder in die Dehnung sinken lässt.

Tipps & Hinweise

- Achte darauf, dass dein Rücken lang bleibt und du nicht ins Hohlkreuz fällst.
- Halte den Atem ruhig und spüre, wie sich Schultern und Brust mit jeder Ausatmung weiten.
- Stelle dir vor, die Schwerkraft arbeitet für dich, sodass du dich sanft sinken lassen kannst.

Brustdehnung im Türrahmen

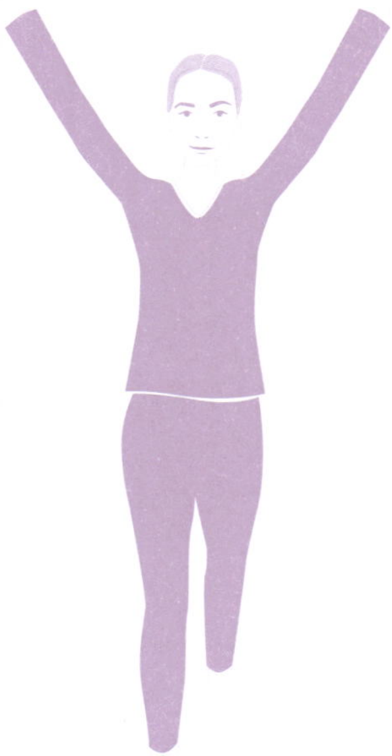

Schritt-für-Schritt-Anleitung

Startposition: Stelle dich aufrecht in einen Türrahmen. Strecke die Arme v-förmig nach oben aus und platziere die Hände innen am Türrahmen. Die Arme sind gestreckt oder leicht gebeugt. Die Füße stehen hüftweit und stabil, das Gewicht ist gleichmäßig verteilt.
Bewegung ausführen: Mache mit einem Bein einen kleinen Schritt nach vorn. Mit der Einatmung richte dich bewusst auf und schiebe die Brust sanft nach vorn, bis du eine deutliche, aber angenehme Deh-

nung über die Vorderseite deiner Schultern, der Brust und des Oberkörpers spürst. Die Schultern ziehen dabei leicht nach unten, weg von den Ohren. Mit der Ausatmung löse den Druck etwas, indem du den Oberkörper wieder leicht zurückführst. Du kannst die Dehnung halten oder dich dynamisch bewegen, indem du mit jeder Einatmung in die Öffnung gehst und mit jeder Ausatmung leicht zurückkommst.
Atmen und Position halten: Der Atem führt die Bewegung. Einatmen: Weite zulassen, Brust hebt sich. Ausatmen: Spannung lösen, Schultern weich werden lassen.
Dauer: Halte die Position 30 bis 60 Sekunden oder wiederhole die Bewegung 8 bis 10 Mal fließend im Atemrhythmus. Wechsle anschließend die Beinposition, um beide Seiten auszugleichen.

Variationen

- **Arme in Kaktushaltung:** Bringe die Arme in eine Kaktushaltung, sodass Ellbogen und Schultern ungefähr auf einer Höhe sind. Vielleicht kannst du die Ellbogen und optional einen Teil der Unterarme auf den Türrahmen legen. Auch hier kannst du statisch dehnen oder achtsam dynamisch öffnen.
- **Einseitige Variante:** Lege nur eine Hand an den Türrahmen und drehe dich leicht zur Gegenseite.

Tipps & Hinweise

- Halte das Becken stabil und vermeide es, ins Hohlkreuz zu fallen. Ziehe dafür deine Rippenbögen sanft nach unten.
- Dein Kopf bleibt geradeaus gerichtet, sodass deine Halswirbelsäule in einer natürlichen Verlängerung der Wirbelsäule bleibt.
- Mache gerne ein leichtes Doppelkinn und atme ruhig und gleichmäßig weiter.

Atemübungen für ein offenes Herz

Unser Atem ist wie eine Brücke zwischen Körper und Seele. Wenn wir gestresst sind, wird der Atem oft flach und schnell. Das Herz schlägt unruhiger und der Brustkorb zieht sich zusammen.

Lenken wir die Aufmerksamkeit bewusst auf den Atem, kann sich das Nervensystem beruhigen und der Herzschlag regulieren. Atemübungen unterstützen dich dabei, die Herzfrequenz zu harmonisieren und den Parasympathikus zu aktivieren. Das ist der Teil des Nervensystems, der den Körper in Richtung Ruhe, Regeneration und Entspannung begleitet.

Atemtechniken sind ein wertvolles Tool, weil sie Stress reduzieren und Entspannung fördern können. Sie holen uns aus dem Kopf zurück in den Körper und unterstützen damit ganz konkret ein offenes Herz.

Ich habe drei Atemtechniken ausgesucht, die du leicht in deinen Alltag integrieren kannst. Du kannst sie auch mit einer Bewegungsroutine oder einer Meditation verbinden. Wenn du den Atem zu deinem Verbündeten machst, entsteht wieder mehr Ruhe, Klarheit und Verbindung.

Bevor wir mit den Atemübungen beginnen, kommen hier ein paar wichtige Hinweise.

Wichtige Hinweise

zu den Atemübungen

Dos – das tut dir gut:

- → Führe die Übungen achtsam und ohne Druck aus.
- → Der Atem soll fließen und nicht forciert werden.
- → Setze dich aufrecht und bequem hin, damit der Brustraum frei ist.
- → Spüre nach jeder Atemübung kurz nach. Wie fühlen sich Brustkorb, Herz und Körper an?
- → Wenn dir schwindelig wird oder du Druck spürst, atme sofort normal weiter.

Don'ts – das solltest du vermeiden:

- → Bei manchen Atemübungen gibt es kurze Atempausen. Bitte mache keine Atempausen, wenn du schwanger bist oder unter Bluthochdruck, Herzrhythmusstörungen oder starker Angstneigung leidest.
- → Vermeide langes oder erzwungenes Anhalten des Atems. Das kann Stress auslösen oder den Blutdruck erhöhen.
- → Übe nicht bei akuten Atemwegsinfekten oder starker Erkältung.
- → Übe nur in einer sicheren, ruhigen Umgebung, nicht im Straßenverkehr, nicht beim Autofahren und nicht im Wasser.

Coherent Breathing: Herz-Kohärenz-Atmung

Schritt-für-Schritt-Anleitung

Startposition: Setze dich aufrecht und bequem hin – auf einen Stuhl, ein Kissen oder in den Schneidersitz. Deine Hände können locker auf deinen Oberschenkeln oder in deinem Schoß liegen. Wenn du magst, kannst du auch eine Hand auf dein Herz und die andere auf deinen Bauch legen. Schließe, wenn du magst, die Augen.

Atmung ausführen: Atme ruhig durch die Nase 5 Sekunden lang ein, und ebenso 5 Sekunden lang aus. Ohne Pause dazwischen. Der Atem fließt gleichmäßig, weich und mühelos. Spüre, wie sich dein Brustkorb bei jeder Einatmung leicht hebt und bei der Ausatmung wieder senkt. Versuche, den Atem so gleichmäßig wie möglich fließen zu lassen. Wenn du magst, kannst du im Stillen mitzählen:

- Einatmen: 1 – 2 – 3 – 4 – 5
- Ausatmen: 1 – 2 – 3 – 4 – 5

Dauer: Übe 3 bis 5 Minuten, bei regelmäßigem Üben auch gerne bis zu 10 Minuten.

Wirkung: Die kohärente Atmung bringt Herz und Atem in Einklang und beruhigt das Nervensystem. Sie unterstützt die Aktivität des Parasympathikus, senkt Stress und kann den Blutdruck positiv beeinflussen. So entstehen oft mehr innere Ruhe, Klarheit und ein Gefühl von Verbindung.

Variationen

- **Langsam beginnen:** Wenn dir der Rhythmus von 5 Sekunden anfangs zu lang ist, beginne mit 3 oder 4 Sekunden, in denen du jeweils ein- und ausatmest.
- **Stehen oder liegen:** Du kannst die Übung auch stehend oder im Liegen durchführen.

Herzzentrierte Atmung

Schritt-für-Schritt-Anleitung

Startposition: Setze dich aufrecht und entspannt hin – auf einen Stuhl, ein Kissen oder in den Schneidersitz. Lege eine Hand auf dein Herz, die andere locker auf den Bauch oder in den Schoß. Schließe die Augen und spüre, wie dein Atem sich in diesem Moment bewegt.
Atmung ausführen: Atme ruhig und gleichmäßig durch die Nase ein und lenke den Atem bewusst in den Brustraum, dorthin, wo deine Hand liegt. Spüre, wie sich der Brustkorb mit jeder Einatmung sanft öffnet und wie der Herzraum mehr Platz bekommt. Mit der Ausatmung lasse die Bewegung weicher werden, ohne sie zu kontrollieren. Bleibe mit der Aufmerksamkeit in deinem Herzbereich.
Dauer: Übe 3 bis 5 Minuten oder so lange, bis du dich klar, ruhig und zentriert fühlst.
Wirkung: Die herzzentrierte Atmung aktiviert sanft den Brustraum und fördert Wachheit, Präsenz und innere Aufrichtung. Sie schafft Weite und Verbindung, ohne das Nervensystem zu überreizen. Diese Praxis stärkt das Bewusstsein für den Herzraum, vertieft die Selbstwahrnehmung und lädt dich ein, dich offen und wach dem Moment zuzuwenden.

Variationen

- **Armposition variieren:** Du kannst beide Hände auf den Brustkorb legen oder sie abwechselnd auf Herz und Bauch positionieren, um den Atemfluss bewusst zu spüren.
- **Im Stehen:** Diese Übung kann auch im Stehen mit leicht geöffnetem Brustkorb kraftvoll wirken.

Square Breathing: Boxatmung

Schritt-für-Schritt-Anleitung

Startposition: Setze dich aufrecht und entspannt hin – auf einen Stuhl, ein Kissen oder in den Schneidersitz. Lege die Hände locker auf die Oberschenkel oder auf dein Herz. Schließe die Augen und richte deine Aufmerksamkeit nach innen.
Atmung ausführen: Atme 4 Sekunden lang ein, halte den Atem 4 Sekunden, atme 4 Sekunden lang aus, und halte den Atem erneut 4 Sekunden. Stelle dir vor, du zeichnest mit deinem Atem ein Quadrat. Jede Seite steht dabei für eine Phase des Atems: Einatmen – Halten – Ausatmen – Halten. Wiederhole diesen Rhythmus einige Male und bleibe ganz bei der gleichmäßigen Bewegung deines Atems.
Dauer: Beginne mit 4 bis 6 Runden und steigere dich langsam auf 2 bis 3 Minuten. Mit der Zeit kannst du die Länge der Atemzüge anpassen (etwa 5 oder 6 Sekunden pro Phase), wenn es sich natürlich anfühlt.
Wirkung: Die Boxatmung bringt Ruhe und Struktur in den Atem. Sie hilft, den Herzschlag zu regulieren, Stress zu reduzieren und den Geist zu sammeln. Diese Atemtechnik ist besonders hilfreich, wenn du dich unruhig, überfordert oder emotional aufgewühlt fühlst.

Variation

- **Kürzer atmen:** Wenn dir das Anhalten schwerfällt, beginne mit kürzeren Phasen (etwa 3–3–3–3).

GOOD *to know*

Diese Atemtechnik eignet sich gut für Fortgeschrittene oder als nächster Schritt, wenn du bereits vertraut mit deinem Atem bist. Vermeide sie, wenn du schwanger bist oder unter Bluthochdruck, Herzrhythmusstörungen oder starker Angstneigung leidest.

Übungsprogramme

Übungsprogramm 1: All inclusive

Den Brustraum öffnen und dehnen
→ Herzöffnung (→ Seite 96)
→ Seitneige (→ Seite 100)

Mobility für ein offenes Herz
→ Drehsitz (→ Seite 110)
→ Katze-Kuh (→ Seite 112)

Klassische Herzöffner aus dem Yoga
→ Bhujangasana: Kobra (→ Seite 116)
→ Anjaneyasana: Kleiner Krieger (→ Seite 118)

Die Körperhaltung verbessern
→ Psoas (Hüftbeuger) stärken (→ Seite 124)
→ Shalabhasana: Heuschrecke (→ Seite 126)

Atemübung für ein offenes Herz
→ Coherent Breathing: Herz-Kohärenz-Atmung (→ Seite 144)

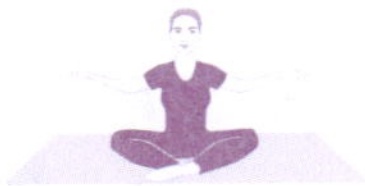

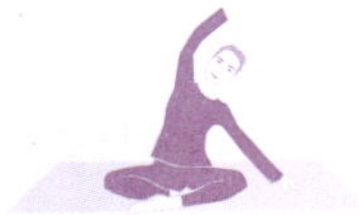

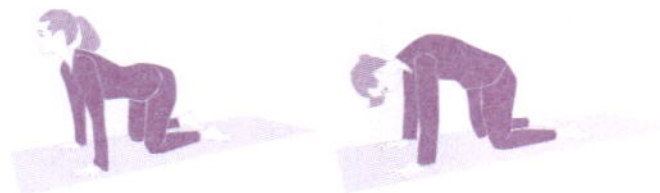

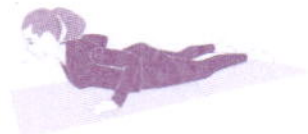

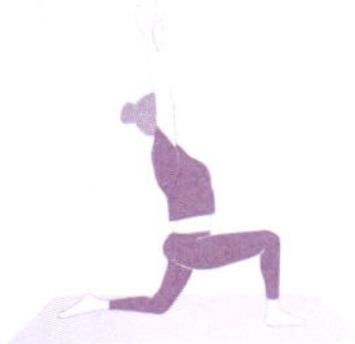

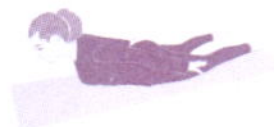

Übungsprogramme

Übungsprogramm 2: Yogi-Style

Den Brustraum öffnen und dehnen

→ Seitneige (→ Seite 100)

→ Anahata Asana: Brustraumöffnung im Vierfüßlerstand (→ Seite 102)

Mobility für ein offenes Herz

→ Katze-Kuh (→ Seite 112)

Klassische Herzöffner aus dem Yoga

→ Bhujangasana: Kobra (→ Seite 116)

→ Anjaneyasana: Kleiner Krieger (→ Seite 118)

→ Dhanurasana: Bogen (→ Seite 120)

Die Körperhaltung verbessern

→ Shalabhasana: Heuschrecke (→ Seite 126)

Klassische Herzöffner aus dem Yoga

→ Setu Bandha Sarvangasana: Schulterbrücke (→ Seite 122)

Atemübung für ein offenes Herz

→ Herzzentrierte Atmung (→ Seite 145)

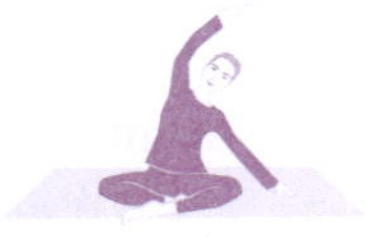
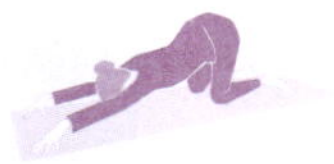

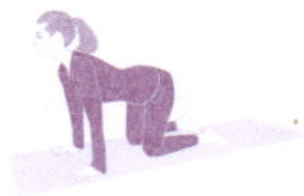
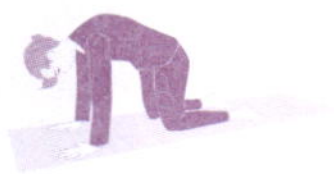

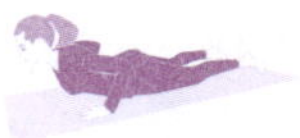
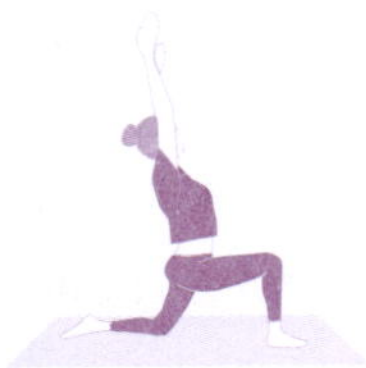
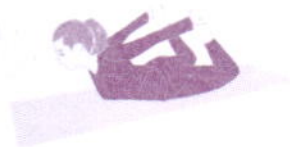

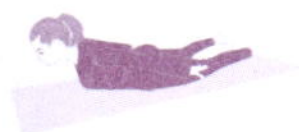

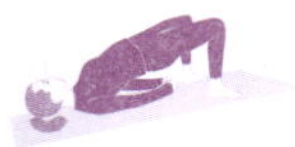

Rituale für ein offenes Herz

Nachdem wir nun viele körperliche Übungen kennengelernt haben, um unser Herz zu öffnen, würde ich dir gerne ein paar Übungen vorstellen, die in erster Linie emotional auf ein offenes Herz wirken können. Meiner Meinung nach gehört das Praktizieren von Vergebung und Dankbarkeit zu den kraftvollsten Tools für ein offenes Herz. Denn so sehr unser Körper zur Öffnung beiträgt, so sehr bestimmt auch unsere innere Haltung, wie weit oder verschlossen sich unser Herz anfühlt. Falls du das noch einmal nachlesen möchtest, blättere zurück zu den Abschnitten »Karma-Yoga« (→ Seite 84) und »Sankalpa« (→ Seite 86).

Vergebung und Dankbarkeit sind große Themen, die äußerst herausfordernd sein können. Wer möchte bitte jemandem vergeben, der einen wirklich tief verletzt hat? Also ich nicht! Aber ich musste es schon oft. Und du solltest das auch tun.

Zu vergeben bedeutet nicht, gutzuheißen, was geschehen ist. Es bedeutet, loszulassen, was uns festhält. Wenn wir zum Beispiel inneren Groll oder Hass verspüren, weil uns jemand verletzt hat, dann ist das ein Gefühl, das wir in *uns* tragen. Der Mensch, der uns verletzt hat, trägt dieses Gefühl nicht mit sich. Vielleicht weiß er nicht einmal, dass er uns verletzt hat.

Die Frage ist also: Wollen wir diese negativen Gefühle weiter mit uns tragen? Sie existieren nirgendwo außer in uns selbst. Also müssen wir entscheiden: Geben wir ihnen weiterhin einen Platz oder lassen wir sie los? Wenn wir uns wieder öffnen und inneren Frieden spüren wollen, ist das Loslassen der einzige Weg. Es gibt keine andere Option. (Und falls du doch eine kennst, lass es mich bitte wissen.)

Dankbarkeit hingegen erinnert uns an die schönen Dinge, die wir bereits in unserem Leben haben; sie lenkt den Fokus weg von Mangel und hin zur Fülle, wodurch sich das Herz öffnet und positive Gefühle und Lebensfreude zurückkehren.

Beides – Vergebung und Dankbarkeit – führt uns tiefer zu uns selbst. Es löst alte Emotionen, weitet den Blick und schafft Raum für Mitgefühl, Leichtigkeit und Vertrauen.

Auf den folgenden Seiten findest du drei Übungen, die dich dabei unterstützen, dein Herz auf emotionaler Ebene zu öffnen:

- die Metta-Meditation, auch bekannt als Meditation der liebenden Güte.
- das hawaiianische Ho'oponopono-Ritual der Vergebung.
- ein Dankbarkeitsritual mit Journaling.

Lass uns gemeinsam fühlen, loslassen und öffnen. Schritt für Schritt, Atemzug für Atemzug.

Metta-Meditation: Liebende Güte

Metta ist ein Wort aus dem Pali, der alten Sprache des Buddhismus, und bedeutet so viel wie »liebende Güte« oder »wohlwollende Freundlichkeit«. Die Metta-Meditation ist eine einfache, aber tiefgehende Praxis, um Mitgefühl, Sanftheit und Verbindung zu kultivieren – mit uns selbst und mit anderen.

Im Kern geht es darum, Wohlwollen zu spüren und weiterzugeben: zunächst an uns selbst, dann an Menschen, die wir lieben, dann an neutrale Personen und schließlich an diejenigen, mit denen wir Schwierigkeiten haben. Diese Meditation öffnet das Herz auf eine stille, ehrliche Weise.

Schritt-für-Schritt-Anleitung

Startposition: Setze dich aufrecht und bequem hin – auf einen Stuhl, ein Kissen oder in den Schneidersitz. Lege eine Hand auf dein Herz, wenn du magst, und schließe sanft die Augen. Atme ein paar Mal ruhig ein und aus und spüre, wie du im Hier und Jetzt ankommst.

Atmen und ausrichten: Nimm den natürlichen Rhythmus deines Atems wahr. Mit jeder Einatmung entsteht Weite, mit jeder Ausatmung Ruhe.

Mitgefühl für dich selbst: Beginne mit dir selbst. Sprich innerlich nachfolgende Sätze, die du an dich selbst richtest. Wenn du magst, kannst du dich visualisieren und dir vorstellen, du schaust dir selbst in die Augen.

- Möge ich glücklich sein.
- Möge ich gesund und sicher sein.
- Möge ich in Frieden leben.
- Möge ich freundlich mit mir selbst sein.

Mitgefühl für eine nahestehende Person: Denke an eine Person, die dir wichtig ist. Jemanden, dem du Gutes wünschst. Das kann ein Partner oder eine Partnerin sein, ein Kind, eine Freundin oder ein Mensch, der dich in letzter Zeit unterstützt hat. Stelle dir vor, diese Person sitzt dir gegenüber. Richte die folgenden Worte an sie:

- Mögest du glücklich sein.
- Mögest du gesund und sicher sein.
- Mögest du in Frieden leben.

Lass dir Zeit. Spüre die Wärme, die entsteht, wenn du von Herzen wünschst, dass es jemandem gut geht.

Mitgefühl für eine neutrale Person: Denke nun an einen Menschen, zu dem du keine besondere Beziehung hast, etwa die Verkäuferin im Supermarkt, den Nachbarn aus dem zweiten Stock oder jemanden, den du regelmäßig siehst, aber kaum kennst. Stelle dir diesen Menschen kurz vor. Richte auch an diese Person liebevolle Wünsche:

- Mögest du glücklich sein.
- Mögest du sicher und frei sein.
- Mögest du in Frieden leben.

Das ist der Moment, in dem wir unser Herz über persönliche Bindungen hinaus ausdehnen.

Mitgefühl für eine schwierige Person: Nun rufe dir jemanden ins Bewusstsein, mit dem es in deinem Leben Spannungen gibt. Eine Person, die dich verletzt, enttäuscht oder wütend gemacht hat. Das ist oft der herausforderndste Teil. Atme ruhig weiter und erinnere dich: Du tust das nicht für die andere Person, du tust es für dich und dein Wohlbefinden. Sprich innerlich, soweit es dir möglich ist:

- Mögest du glücklich sein.
- Mögest du sicher und frei sein.
- Mögest du in Frieden leben.
- Möge ich dich loslassen können.

Abschluss: Lege beide Hände auf dein Herz. Atme drei ruhige Atemzüge und spüre die Weite, die entsteht, wenn du Liebe nicht festhältst, sondern fließen lässt. Öffne langsam die Augen und spüre noch ein wenig nach. Wenn du möchtest, schreibe nach der Meditation drei Sätze in dein Journal:

Heute sende ich Güte an ...
Ich vergebe mir, dass ...
Ich öffne mein Herz für ...

Ho'oponopono: Vergebungsritual

Ho'oponopono stammt aus der hawaiianischen Tradition und bedeutet so viel wie »etwas wieder richtigstellen«. Es ist eine uralte Praxis, um Konflikte zu lösen, Heilung zu ermöglichen und inneren Frieden zu finden mit anderen, mit dem Leben und mit sich selbst. Im Kern geht es darum, Verantwortung für die eigenen Gefühle zu übernehmen und das Herz zu öffnen, anstatt an Schmerz, Schuld oder Ärger festzuhalten.

Ho'oponopono ist kein intellektuelles Verzeihen, sondern ein emotionaler Reinigungsprozess, der Klarheit, Mitgefühl und innere Freiheit schenkt. Die vier Sätze »Es tut mir leid. Bitte vergib mir. Ich liebe dich. Danke« sind einfache Worte, doch sie wirken tief, wenn sie aufrichtig gesprochen werden.

Schritt-für-Schritt-Anleitung

Startposition: Setze dich aufrecht und ruhig hin – auf einen Stuhl oder in den Schneidersitz. Schließe sanft die Augen und atme einige Male tief durch. Lege, wenn du magst, eine Hand auf dein Herz.

Thema oder Person wählen: Erinnere dich an eine Person oder eine Situation, die in dir noch Unruhe, Schmerz oder Ärger auslöst. Das kann jemand aus deiner Familie sein, eine frühere Beziehung, ein Kollege oder auch du selbst. Wähle etwas, das dich beschäftigt, aber dich emotional nicht überflutet.

Visualisierung: Stelle dir die Person oder Situation nun vor. So, als würde sie ruhig vor dir stehen. Du musst kein klares Bild haben; allein die Vorstellung, dass du diesem Thema kurz begegnest, reicht aus. Atme ruhig und gleichmäßig weiter.

Die vier Sätze: Sprich die folgenden Sätze innerlich, leise und bewusst. Sprich Satz für Satz, im Rhythmus deines Atems:

- *Es tut mir leid.*
  (Für alles, was in mir dazu beigetragen hat, dass Schmerz entstanden ist – bewusst oder unbewusst.)
- *Bitte vergib mir.*
  (Dafür, dass ich festgehalten habe, geurteilt habe oder nicht vergeben konnte.)
- *Ich liebe dich.*
  (Nicht als romantisches Gefühl, sondern als Haltung des Mitgefühls – für dich selbst und das Leben.)
- *Danke.*
  (Danke für diese Erfahrung, für das Lernen, das sie mit sich bringt. Danke an mich selbst, dass ich hinschaue und bereit bin, loszulassen.)

Lass dir Zeit mit jedem Satz. Wiederhole den Zyklus so oft, wie es sich stimmig anfühlt. Wenn Emotionen aufsteigen, atme weiter. Sie sind Teil des Prozesses der Vergebung.

Integration: Lege beide Hände auf dein Herz. Atme ein paarmal ruhig ein und aus. Spüre, wie sich dein Brustraum mit jeder Ausatmung weitet und etwas in dir leichter wird. Erlaube dir, für diesen Moment Frieden zu empfinden, auch wenn noch nicht alles gelöst ist.

Abschluss: Atme tief ein, langsam aus. Wenn du möchtest, öffne sanft die Augen und nimm wahr, wie du dich fühlst. Vielleicht ruhiger, klarer oder einfach offener. Wenn du magst, schreibe nach dem Ritual drei Sätze in dein Journal:

Ich vergebe mir, dass ...
Ich vergebe dir, dass ...
Ich bin dankbar für ...

Dankbarkeitsritual mit Journaling

Dankbarkeit ist eine der kraftvollsten Möglichkeiten, das Herz zu öffnen. Sie richtet den Blick weg von dem, was fehlt, hin zu dem, was bereits da ist. Wenn wir Dankbarkeit bewusst kultivieren, verändert sich unsere innere Haltung. Das Herz wird weicher, der Atem ruhiger und der Blick klarer. Wir erkennen, dass selbst in schwierigen Zeiten etwas Gutes verborgen liegt, ein Lernmoment, ein kleiner Lichtstrahl oder eine stille Geste. Dieses Ritual hilft dir, Dankbarkeit nicht nur zu denken, sondern zu fühlen.

Schritt-für-Schritt-Anleitung

Startposition: Nimm dir ein Notizbuch und einen Stift. Setze dich an einen ruhigen Ort, gerne mit einer Tasse Tee oder einer Kerze, um den Moment bewusst zu gestalten. Lege eine Hand auf dein Herz, atme ein paarmal ruhig ein und aus, und richte deine Aufmerksamkeit nach innen.

Ankommen: Atme ruhig und gleichmäßig. Spüre, wie dein Brustraum sich mit jeder Einatmung hebt und mit jeder Ausatmung entspannt. Erinnere dich daran: Dankbarkeit ist keine Pflicht, sondern eine Haltung.

Schreiben – was jetzt schon gut ist: Beginne, Dinge aufzuschreiben, für die du im Moment dankbar bist. Das können kleine oder große Dinge sein. Eine Tasse Kaffee am Morgen, eine Umarmung, Gesundheit, ein ehrliches Gespräch, eine bestimmte Person oder ein Sonnenstrahl auf deiner Haut. Schreibe, ohne zu zögern oder zu bewerten. Lass die Worte einfach fließen. Wenn du magst, beginne jeden Satz mit: *Ich bin dankbar für …*

Vertiefen: Wähle drei Punkte aus deiner Liste und halte kurz inne. Schreibe für jeden dieser Punkte auf:

- Warum macht mich das dankbar?
- Wie fühlt es sich im Körper an, wenn ich daran denke?
- Wie kann ich dieses Gefühl heute ausdrücken oder teilen?

So wird Dankbarkeit zu einer gelebten Haltung und nicht nur zu einem Gedanken.

Körperwahrnehmung: Lege den Stift beiseite und eine Hand auf dein Herz. Atme tief ein und spüre die Bewegung unter deiner Hand. Lass Wärme, Weite oder ein kleines Lächeln entstehen und die Dankbarkeit durch deinen Brustraum fließen.

Abschluss: Beende dein Ritual mit einem Satz, der für dich heute stimmig ist. Zum Beispiel:

- Heute entscheide ich mich, das Gute wahrzunehmen.
- Ich bin dankbar für diesen Moment.
- Mein Herz ist offen für die Fülle des Lebens.

Atme noch einmal tief ein und aus, und bleibe einen Moment in dieser Stille.

Variationen

- **Morgenpraxis:** Starte den Tag mit dem Satz: *Heute bin ich dankbar für …* und spüre, wie sich dadurch dein innerer Ton verändert.
- **Abendritual:** Schreibe jeden Abend drei Dinge auf, für die du an diesem Tag dankbar bist, ganz egal, wie klein sie erscheinen.
- **Körperfokus:** Nenne jeden Tag eine Sache, für die du deinem Körper dankbar bist, etwa »Danke, dass meine Beine mich tragen« oder »Danke, Herz, dass du jeden Tag für mich schlägst«.

LET YOUR HEART

guide you … it whispers so listen closely.[50]

WALT DISNEY
FILMEMACHER UND SCHÖPFER
VON MICKY MAUS

Tipps, Tricks & Inspirationen

Manchmal sind es die kleinen Dinge, die den Unterschied ausmachen: die kleinen Self-Care-Momente, die wir jederzeit in unseren Alltag integrieren können oder die wir zu unseren besonderen Momenten des Tages machen.

In diesem Kapitel gebe ich dir ein paar Ideen und Inspirationen an die Hand, die dir zu mehr Achtsamkeit im Alltag und einem offenen Herzen verhelfen können. Diese Tipps, Tricks und Inspirationen kannst du mit allem kombinieren, was du aus diesem Buch bereits kennst, oder du praktizierst jede Idee einzeln für sich.

Suche dir die Dinge aus, die dich direkt ansprechen und mit denen du dich wohlfühlst. Gerade wenn es darum geht, das Herz zu öffnen, sollten die Übungen zu dir passen und sich richtig und authentisch anfühlen.

Bringen dich meine Tipps, Tricks und Inspirationen sogar auf eigene Ideen? Dann los! Setze sie gleich um!

7-Tage-Heart-Opening-Challenge

Diese Woche möchte ich dich dazu einladen, jeden Tag ein bisschen etwas für ein offenes Herz zu tun. Manchmal reichen schon kleine, liebevolle und bewusste Momente, um dich zu öffnen und dich mit dir selbst zu verbinden.

Die 7-Tage-Heart-Opening-Challenge kannst du sofort umsetzen – und natürlich auch mehr als einmal durchführen. Bevor du startest, lies dir die Aufgaben für die nächsten Tage in Ruhe durch und prüfe, ob du etwas vorbereiten möchtest: eine Yogamatte bereitlegen, ein Dankbarkeitstagebuch oder etwas zum Schreiben besorgen oder entspannende Musik als Begleitung für die nächsten Tage aussuchen. So kannst du dich bewusst auf diese Woche einstimmen und jeden Tag mit einem offenen Herzen beginnen. Los geht's!

Tag 1: Dankbarkeitsritual mit Journaling
Starte die Challenge mit einem Dankbarkeitstagebuch und damit, dir am Morgen drei Dinge aufzuschreiben, für die du dankbar bist. Dieses Dankbarkeitstagebuch begleitet dich durch die gesamte Woche, das heißt, du wiederholst dieses kleine Ritual an jedem einzelnen Morgen.

Tag 2: Den Brustraum öffnen und dehnen
Mache drei Übungen aus dem Abschnitt »Den Brustraum öffnen und dehnen« (→ Seite 96). Im Anschluss notierst du deine Gedanken.

Tag 3: Metta-Meditation
Starte den Tag mit der Metta-Meditation (→ Seite 154). Im Anschluss notierst du deine Gedanken.

Tag 4: Liebe Nachrichten versenden
Schreibe heute mindestens zwei Personen eine liebe Nachricht. Sag ihnen, wofür du sie schätzt, mache ihnen ein Kompliment oder frage sie, ob sie mal wieder Zeit für einen Kaffee haben. Und vergiss nicht, deine Dankbarkeitsübung zu machen – das kannst du natürlich unabhängig voneinander tun.

Tag 5: Klassische Herzöffner aus dem Yoga und Atemübung
Mache drei klassische Herzöffner aus dem Yoga (→ Seite 116) und praktiziere anschließend die Herz-Kohärenz-Atmung (→ Seite 144).

Tag 6: Lächeln verschenken
Schenke heute mindestens drei Personen ein Lächeln und beobachte, was das mit dir und den anderen Menschen macht.

Tag 7: Reflexion
Nutze am Ende dieser Woche dein Dankbarkeitsjournal, um über deine Woche zu reflektieren:

- Was ist dir aufgefallen?
- Was hat dir gutgetan, und was möchtest du vielleicht regelmäßig in deinen Alltag integrieren?
- Was hat dein Herz berührt?

Meine Heart-Opening-Playlist

Als ich begonnen habe, eine Playlist für dieses Buch zu erstellen, dachte ich, das wäre einfach: ruhige, sanfte Musik für ein offenes Herz. Darunter Mantras, vielleicht instrumentale Stücke, die den Atem vertiefen und den Brustkorb weiten. Aber irgendwie hat mich etwas daran gestört. Herzöffnung ist nicht immer nur leise und meditativ. Sie zeigt sich auch in Freude, in Bewegung, im Mitsingen, im Gefühl von Lebendigkeit.

Ich habe hin und her überlegt, ob ich mich für ruhige und tiefe Musik entscheide oder eher für energetische. Dann habe ich gemerkt, dass ich mich gar nicht entscheiden muss, weil beides dazugehört. Manchmal öffnet sich das Herz in der Stille. Manchmal durch Freude und Energie. Deshalb findest du zu diesem Buch zwei Playlists – eine für die stilleren Momente und eine für mehr Weite und Leichtigkeit. Hör das, was dich im jeweiligen Moment anspricht. Dein Herz weiß, was es braucht.

Open Your Heart – Soft & Deep

Open Your Heart – Vibrant & Rising

Herzrituale für jeden Tag

Es sind oft die kleinen Dinge, die unser Herz weit machen. Diese Rituale brauchen keine Vorbereitung, keinen besonderen Ort – nur deine Präsenz. Wenn du sie regelmäßig übst, werden sie zu liebevollen Momenten der Verbindung mit dir selbst. Hier ein paar Ideen und Impulse:

- Lege morgens beim Aufwachen eine Hand auf dein Herz und nimm drei bewusste Atemzüge – als erste Verbindung zu dir selbst.
- Schreibe jeden Abend eine Sache auf, auf die du heute stolz bist.
- Sag dir in hektischen Momenten innerlich: »Ich bin sicher. Ich bin verbunden. Ich bin genug.«
- Oder erinnere dich an dein Sankalpa (→ Seite 86) und nimm es mit in deinen Tag, als kleinen Zettel in der Hosentasche oder als Notiz im Handy.

Diese Rituale wirken wie stille Herzöffner im Alltag, unaufgeregt, aber kraftvoll. Du kannst sie überall anwenden: im Bett, im Auto, im Büro oder mitten im Trubel des Lebens.

Feel-Good-Ideen für ein weites Herz

Manchmal ist es genau das, was uns leicht und lebendig fühlen lässt, was das Herz am meisten braucht. Freude ist eine der kraftvollsten Formen von Herzöffnung und sie darf einfach sein. Hier ein paar Inspirationen für Herzweite:

- Tanze, auch allein im Wohnzimmer. Bewegung öffnet den Brustraum und löst festgehaltene Energie.
- Lächle bewusst, auch ohne Grund. Es beeinflusst dein Herz über den Vagusnerv und hebt deine Stimmung.
- Umarme jemanden 20 Sekunden lang. Das senkt Stresshormone und stärkt Bindung.
- Sag heute einem Menschen, was du an ihm magst.
- Atme bewusst durch den Brustraum, wenn du dich angespannt fühlst.
- Schreibe dir selbst einen Brief von deinem Herzen an dein Ich.

Tipp: Freude ist Medizin. Alles, was dich zum Lachen bringt, öffnet dein Herz.

Hidden Gem: Emotionale Herzpflege

Unser Herz ist ein hochsensibles Wahrnehmungsorgan, das auf Emotionen, Gedanken und Umgebungen reagiert. Über den Vagusnerv ist es direkt mit deinem Nervensystem verbunden. Dieser Nerv bildet eine Art Kommunikationsleitung zwischen Herz und Gehirn. Er sendet Signale, die Einfluss auf Stress, Ruhe, Emotionen und sogar Intuition haben.

Wenn du den Vagusnerv aktivierst, regulierst du nicht nur deinen Herzschlag, sondern auch deinen emotionalen Zustand. Mit ganz einfachen Übungen kannst du dich so beruhigen und den Zustand eines offenen Herzens fördern.

Summen oder Singen

Vibrationen im Brustraum aktivieren den Vagusnerv und harmonisieren den Herzrhythmus. Summe oder singe dein Lieblingslied.

Summende Atempause

Atme tief ein, halte kurz inne und summe beim Ausatmen ein sanftes »mmm«. Fünf Atemzüge reichen, um dein Herz zu entspannen.

Herz-Kohärenz-Atmung

Atme 5 Sekunden ein und 5 Sekunden aus, gleichmäßig und ruhig, für drei bis fünf Minuten. Das bringt Herz und Gehirn in Einklang und erzeugt Balance im gesamten Nervensystem. (Eine genaue Anleitung findest du auf Seite 144.)

Kalte Gesichtsdusche

Kalte Reize aktivieren den Vagusnerv sofort. Wasche dir morgens kurz das Gesicht mit kaltem Wasser oder halte für ein paar Sekunden Eiswürfel an deinen Nacken. Das wirkt wie ein schneller Reset für Herz und Kopf.

Lächeln

Ein echtes, bewusstes Lächeln stimuliert über die Gesichtsnerven den Vagusnerv und senkt den Puls. Lächle dir selbst im Spiegel zu, auch wenn du dich nicht danach fühlst.

Bewusste Pause

Schließe für einen Moment die Augen, lege deine Hand auf dein Herz und lausche. Ein einziger stiller Atemzug kann dein ganzes Nervensystem beruhigen.

Reminder

Emotionale Herzpflege bedeutet, achtsam mit deinen Gefühlen zu sein und deinem Herzen genauso viel Aufmerksamkeit zu schenken wie deinem Körper.

Danksagung

Ein Buch schreibt man nie allein. Und bei diesem waren viele mit dem Herzen dabei.

Ich danke all den wunderbaren Teilnehmerinnen, die mich seit Jahren in meinen Stunden und Retreats begleiten. Eure Fragen, eure Offenheit und euer Vertrauen sind in jede einzelne Seite dieses Buches eingeflossen.

Ich danke dem Verlag und dem gesamten Team, die mir mit diesem zweiten Projekt erneut ihr Vertrauen geschenkt haben. Ein besonderer Dank gilt Verena Schörner für die herzliche Begleitung und das gute Gefühl, dieses Buch gemeinsam wachsen zu lassen.

Ein großes Dankeschön geht an meine Lektorin Silke Panten für ihre gefühlvollen und wertschätzenden Rückmeldungen, die diesem Buch noch mehr Tiefe und Klarheit gegeben haben.

Danke an Heike Kmiotek, die mit ihren Illustrationen sichtbar macht, was Worte allein oft nur andeuten können. Deine Bilder geben diesem Buch ein Herz.

Ich danke meinem Mann für seine unendliche Geduld und seine Unterstützung – und dafür, dass ich manchmal nur mit halbem Kopf am Esstisch saß, weil ein Gedanke noch zu Ende gedacht werden wollte.

Und ich danke dir. Von ganzem Herzen. Danke dafür, dass du dieses Buch in den Händen hältst und bereit bist, dein Herz zu öffnen.

Quellenangaben

1 Quote Fancy. Verfügbar unter: https://quotefancy.com/quote/880094/Oprah-Winfrey-When-you-live-with-an-open-heart-unexpected-joyful-things-happen, Zugriff am 02.11.2025

2 Good Reads. Verfügbar unter: https://www.goodreads.com/quotes/746519-vulnerability-is-the-birthplace-of-love-belonging-joy-courage-empathy, Zugriff am 04.11.2025

3 Karolinska Institutet. The heart has its own ›brain‹. Verfügbar unter: https://news.ki.se/the-heart-has-its-own-brain, Zugriff am 04.11.2025

4 HeartMath Institute. Verfügbar unter: https://www.heartmath.org/research/science-of-the-heart/heart-brain-communication, Zugriff am 04.11.2025

5 DasGehirn.info, Die Herz-Hirn-Connection. Verfügbar unter: https://www.dasgehirn.info/grundlagen/herz/die-herz-hirn-connection, Zugriff am 04.11.2025

6 Fritsch am Berg. Verfügbar unter: https://fritschamberg.at/glossar/rsa-atmung-respiratorische-sinusarrhythmie, Zugriff am 12.11.2025

7 Blackroll. Herzfrequenzvariabilität: Was sagt die HRV aus? Verfügbar unter: https://blackroll.com/de/artikel/herzfrequenzvariabilitaet-herzratenvariabilitaet, Zugriff am 04.11.2025

8 Der kleine Prinz online. Verfügbar unter: https://www.exuperysprinz.de/zitate/man-sieht-nur-mit-dem-herzen-gut-das-wesentliche-ist-fuer-die-augen-unsichtbar, Zugriff am 11.01.2026

9 Kardiologie Bayreuth. 10 Fakten über das menschliche Herz. Verfügbar unter: https://www.kardiologe-bayreuth.de/herz-fakten, Zugriff am 13.11.2025

10 Krauss. Somatische Marker: Die körperlichen Signale des Entscheidungsprozesses. Verfügbar unter: https://www.krauss-gmbh.com/blog/somatische-marker-die-körperlichen-signale-des-entscheidungsprozesses, Zugriff am 04.11.2025

11 Frontiers in Psychology. Embodied affectivity: on moving and being moved. Verfügbar unter: https://www.frontiersin.org/journals/psychology/articles/10.3389/fpsyg.2014.00508/full, Zugriff am 04.11.2025

12 Somatic Experiencing. Verfügbar unter: https://www.somatic-experiencing.de, Zugriff am 04.11.2025

13 Kardiologie Bayreuth. 10 Fakten über das menschliche Herz. Verfügbar unter: https://www.kardiologe-bayreuth.de/herz-fakten, Zugriff am 13.11.2025

14 Heart Math Deutschland. Herzratenvariabilität, Kohärenz und Emotionen: Eine globale Studie über HRV-Biofeedback. Verfügbar unter: https://www.heartmathdeutschland.de/herzratenvariabilitaet-kohaerenz-und-emotionen-eine-globale-studie-ueber-hrv-biofeedback, Zugriff am 12.11.2025

15 AZ Quotes. Verfügbar unter: https://www.azquotes.com/quote/1022132?ref=heart, Zugriff am 12.11.2025

16 Thorax Schweiz. DER BRUSTKORB (THORAX). Verfügbar unter: https://www.thorax-schweiz.ch/der-brustkorb, Zugriff am 06.11.2025

17 Deutsche Herzstiftung. Das menschliche Herz: Anatomie und Aufbau. Verfügbar unter: https://herzstiftung.de/ihre-herzgesundheit/das-herz/anatomie-und-aufbau, Zugriff am 27.01.2026

18 Herz Profi. Herzfunktion: Aufbau und Aufgaben des Herzens. Verfügbar unter: https://www.ratgeber-herzinsuffizienz.de/herzinsuffizienz/herzfunktion, Zugriff am 27.11.2025

19 Herzzentrum Lahr. Was ist eine Perikarderkrankung? Verfügbar unter: https://www.herzzentrum-lahr.de/fachbereiche-krankheitsbilder/krankheitsbilder-a-z/perikarderkrankungen, Zugriff am 27.01.2026.

20 Deutsche Herzstiftung. Das menschliche Herz: Anatomie und Aufbau. Verfügbar unter: https://herzstiftung.de/ihre-herzgesundheit/das-herz/anatomie-und-aufbau, Zugriff am 27.01.2026

21 Transplantation verstehen. Funktion und Aufbau des Herzens. Verfügbar unter: https://www.transplantation-verstehen.de/organe/herz/aufbau-und-funktion, Zugriff am 06.11.2025

22 Kardiologie Bayreuth. 10 Fakten über das menschliche Herz. Verfügbar unter: https://www.kardiologe-bayreuth.de/herz-fakten, Zugriff am 13.11.2025

23 Paracelsus – Die Gesundheitsakademien. Kraftzentrum Mitte – Das Zwerchfell. Verfügbar unter: https://www.paracelsus.de/magazin/ausgabe/202301/kraftzentrum-mitte-4, Zugriff am 06.11.2025

24 Ebd.

25 Medi Karriere. Verfügbar unter: https://www.medi-karriere.de/wiki/schulterguertel, Zugriff am 07.11.2025

26 Dr. Thomas Bacharach. Das intelligente Herz. Verfügbar unter: https://dr-bacharach.de/gut-zu-wissen/das-intelligente-herz, Zugriff am 13.11.2025

27 Dr. Boehm. Herzens-Angelegenheit: 10 Fakten über den menschlichen Antriebsmotor. Verfügbar unter: https://www.drboehm.com/at/ratgeber/10-fakten-ueber-das-menschliche-herz, Zugriff am 13.11.2025

28 Huffpost. 50 Quotes That Will Inspire You to Lead From the Heart. Verfügbar unter: https://www.huffpost.com/entry/50-quotes-that-will-inspi_b_6897644, Zugriff am 17.11.2025

29 Helios. Wenn das Herz bricht – das Broken-Heart-Syndrom. Verfügbar unter: https://www.helios-gesundheit.de/magazin/news/02/broken-heart-syndrom, Zugriff am 20.11.2025

30 AZ Quotes. Verfügbar unter: https://www.azquotes.com/quote/470741?ref=heart, Zugriff am 18.11.2025

31 mdr. Internationale Studie: Frauen haben mehr Empathie als Männer. Verfügbar unter: https://www.mdr.de/wissen/frauen-haben-mehr-empathie-als-maenner-weltweite-studie102.html, Zugriff am 03.02.2026.

32 CORDIS – Forschungsergebnisse der EU, Studie belegt unterschiedliche Gehirnaktivität bei Männern und Frauen. Verfügbar unter: https://cordis.europa.eu/article/id/31637-study-finds-gender-differences-in-brain-activity/de, Zugriff am 27.11.2025

33 TU Dresden. Professur für Klinische Psychologie und Behaviorale Neurowissenschaft. Verfügbar unter: https://tu-dresden.de/mn/psychologie/ikpp/klipsy/die-professur/news/gender-differences-in-empathy-and-perspective-taking-new-article-out, Zugriff am 03.02.2026

34 TUD, Gender differences in empathy, compassion, and prosocial donations, but not theory of mind in a naturalistic social task. Verfügbar unter: https://tud.qucosa.de/landing-page/?tx_dlf[id]=https%3A%2F%2Ftud.qucosa.de%2Fapi%2Fqucosa%253A95795%2Fmets, Zugriff am 27.11.2025

35 Sana Newsroom. Frauenherzen schlagen anders. Verfügbar unter: https://www.sana.de/newsroom/frauenherzen-schlagen-anders, Zugriff am 27.11.2025

36 ARD gesund. Herzerkrankungen bei Frauen: Geschlechterunterschiede mit Risiko. Verfügbar unter: https://www.ndr.de/ratgeber/gesundheit/Frauen-in-Gefahr-Geschlechterunterschiede-bei-Herzerkrankungen,herzerkrankungen100.html, Zugriff am 27.11.2025

37 Helios. Darum tickt das Herz von Frauen anders. Verfügbar unter: https://www.helios-gesundheit.de/magazin/news/02/frauen-herz, Zugriff am 27.11.2025

38 Ebd.

39 Ebd.

40 Max-Planck-Gesellschaft. Der Herzschlag einer Frau verändert sich während ihres Menstruationszyklus. Verfügbar unter: https://www.mpg.de/24309635/0306-nepf-wie-der-menstruationszyklus-die-gesundheit-von-herz-und-gehirn-beeinflusst-149575-x, Zugriff am 27.11.2025

41 National Library of Medicine. Vascular actions of estrogens. Verfügbar unter: https://pmc.ncbi.nlm.nih.gov/articles/PMC2637768, Zugriff am 27.11.2025

42 PTA heute. Menstruationszyklus beeinflusst Herz und Hirn. Verfügbar unter: https://www.ptaheute.de/aktuelles/2025/04/07/menstruationszyklus-beeinfluss-herz-und-gehirn, Zugriff am 27.11.2025

43 Doc Check. Die neuen Risikopatienten. Verfügbar unter: https://www.doccheck.com/de/detail/articles/51505-die-neuen-risikopatienten, Zugriff am 03.02.2026

44 Kardiologie ein Bogenhausen. Wechseljahre und Herzgesundheit. Verfügbar unter: https://www.kardiologie-in-muenchen-bogenhausen.de/wechseljahre-herzgesundheit, Zugriff am 27.11.2025

45 Good Reads. Verfügbar unter: https://www.goodreads.com/quotes/2381-when-the-power-of-love-overcomes-the-love-of-power, Zugriff am 01.11.2025

46 Kalashatra Govinda (2006): Chakra Praxisbuch: Spirituelle Übungen für Gesundheit, Harmonie und innere Kraft, Goldmann Verlag, S. 30ff.

47 Ebd.

48 Yoga Wiki. Verfügbar unter: https://wiki.yoga-vidya.de/Sankalpa, Zugriff am 01.11.2025

49 Merry Body. Mind Body Connection Quotes. Verfügbar unter: https://themerrymakersisters.com/mind-body-connection-quotes/, Zugriff am 01.11.2025

50 AZ Quotes, »The Land Before Time«, 1988. Verfügbar unter: https://www.azquotes.com/quote/443423, Zugriff am 01.11.2025